Hefte zur Unfallheilkunde
Beihefte zur Zeitschrift „Der Unfallchirurg"

Herausgegeben von:
J. Rehn, L. Schweiberer und H. Tscherne

168

B. Landsleitner

Klinische Replantationschirurgie

Tierexperimentelle Untersuchungen
über mikrovasculäre Interponate

Mit 66 Abbildungen und 21 Tabellen

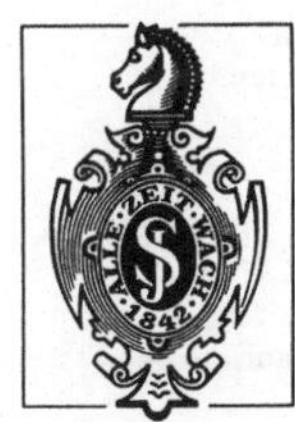

Springer-Verlag
Berlin Heidelberg New York Tokyo

Reihenherausgeber

Prof. Dr. Jörg Rehn
Mauracher Straße 15, D-7809 Denzlingen

Prof. Dr. Leonhard Schweiberer
Direktor der Chirurgischen Universitätsklinik München-Innenstadt
Nußbaumstraße 20, D-8000 München 2

Prof. Dr. Harald Tscherne
Medizinische Hochschule, Unfallchirurgische Klinik
Postfach 610180, D-3000 Hannover 61

Autor

Priv.-Doz. Dr. Bernd Landsleitner
Abteilung für Hand- und Plastische Chirurgie
Chirurgische Universitäts-Klinik
Maximiliansplatz, D-8520 Erlangen

ISBN-13:978-3-540-13220-2   e-ISBN-13:978-3-642-69615-2
DOI: 10.1007/978-3-642-69615-2

CIP-Kurztitelaufnahme der Deutschen Bibliothek. Landsleitner, Bernd: Klinische Replantationschirurgie
und tierexperimentelle Unters. über mikrovasculäre Interponate / B. Landsleitner. – Berlin ; Heidelberg ;
New York ; Tokyo : Springer, 1985. (Hefte zur Unfallheilkunde ; 168)
ISBN-13:978-3-540-13220-2

NE: GT

Geleitwort

Das „Wunder der Hand" als Informations- und Ausführungsorgan unseres Gehirns ist die Grundlage der menschlichen Kultur und Zivilisation. Berichte über die Wiederherstellung ihrer Funktion nach Verletzung oder verstümmelnden Erkrankungen durchziehen die Geschichte der Medizin von Anbeginn. Versuche, abgetrennte Hände oder Teile davon zu replantieren, wurden schon im Mittelalter unternommen. Erst die Entwicklung mikrovasculärer Operationstechniken jedoch ließ vor nunmehr 20 Jahren mit der Replantation eines abgetrennten Daumens durch Komatsu und Tamai diesen Traum wahr werden. 10 Jahre später gelang dasselbe Herrn Landsleitner in unserer Klinik. Nach einem längeren Studienaufenthalt an den führenden Replantationszentren Australiens, insbesondere bei O'Brien am St. Vincent's Hospital in Melbourne widmete er sich mit besonderer Liebe zum Detail der Subspezialität mikrovasculäre Chirurgie.

Die Erfahrungen der ersten 6 Jahre Tätigkeit auf diesem Gebiet hat er im klinischen Teil zusammengefaßt. Geprägt von der Schule Hegemanns, dem die Indikation zur Operation immer ganz besonders am Herzen lag, hielt Herr Landsleitner sich an dessen Maxime: „Man darf nicht alles operieren, was man operieren kann", oder wie Brug, vom selben Chirurgengeblüt, es später formulierte: „Die Indikation wird nicht bestimmt von dem mit modernsten Mitteln technisch Machbaren, sondern vom funktionell Sinnvollen und menschlich Zumutbarem".

Die strenge praeoperative Beurteilung der Replantationswürdigkeit bescherte deshalb auch keine schlagzeilenmachenden sensationellen Zahlen gelungener Anheilungen von replantierten Amputaten, sondern eine erstaunliche funktionell brauchbare Wiederherstellungsquote von 86%.

Im experimentellen Teil werden für die Zukunft richtungsgebende Wege aufgezeigt zur Erweiterung des Spektrums der Replantationsfähigkeit von peripheren Extremitätenabschnitten durch mikrovasculäre Defektüberbrückung bei Quetsch- und Ausrißtraumen. Wenn auch heterologe oder alloplastische Mikrogefäßinterponate von 1 mm Durchmesser körpereigene Venen- oder Arterientransplantate noch nicht verdrängen können, so können sie jedoch grundsätzlich als Gefäßersatz verwendet werden.

Die Vereinigung der Bayerischen Chirurgen verlieh 1983 nicht von ungefähr Herrn Landsleitner den *Johann-Nepomuk-Nussbaum-Preis* für diese klinisch grundsätzliche und experimentell weiterführende Arbeit. Möge sie in der vorliegenden Form werden was sie sein will: Ein Begleiter der an der Mikrochirurgie Interessierten.

Erlangen, März 1985   Jürgen Geldmacher

Vorwort

Die mikrovasculäre Chirurgie hat die rekonstruktive Versorgung peripherer Amputationen ermöglicht. Nach zehnjähriger Erfahrung wird durch die kritische Beurteilung der Replantationen der ersten sechs Jahre die Bedeutung der Replantationschirurgie aufgezeigt. Experimentelle Untersuchungen über den Ersatz traumatisierter Mikrogefäße durch Interponate zur Erweiterung des Replantationsspektrums ergänzen den klinischen Teil.

Mein besonderer Dank gilt Herrn Professor M. Stolte für die histologischen, Herrn H. Ohneberg und Herrn R. Müller für die venenverschlußplethysmographischen, angiographischen und mikroangiographischen Untersuchungen.

Erlangen, März 1985 B. Landsleitner

Inhaltsverzeichnis

I.   Einleitung   1

II. Problemstellung   3

III. Klinische Replantationschirurgie   5
Die Replantation   5
Statistische Auswertung des Patientengutes 14
Funktionelle Nachuntersuchungen 29
Apparative Nachuntersuchung mittels Venenverschlußplethysmographie
und Temperaturmessung 46

IV. Tierexperimentelle Untersuchungen über mikrovaskuläre Interponate 65
Material und Methoden in der rekonstruktiven Chirurgie der
großen Gefäße 66
Versuchsbeschreibung und verwendete Mikrogefäßinterponate 74
Angiographische Ergebnisse 80
Histologische Ergebnisse 89
Diskussion der Versuchsergebnisse 96
Autologe Mikroveneninterponate 96
Autologe Mikroarterieninterponate 99
Heterologe Mikrogefäßinterponate 100
Alloplastische Mikrogefäßinterponate 101
Zusammenfassung der Versuchsergebnisse 102

V.   Zusammenfassung 105

VI. Literaturverzeichnis 107

VII. Sachverzeichnis 115

I. Einleitung

Die Regenerationsfähigkeit, d.h. der Ersatz verlorengegangener Teile, nimmt in der Tier-reihe mit ansteigender Organisationshöhe ab. Bei der traumatischen Regeneration, einer Ersatzregeneration, die man auch als Reparation bezeichnet, werden Stücke ersetzt, die durch zufällige Verletzungen verlorengengangen sind. Diese Reparationen können sich im Tierreich auch auf große Körperteile erstrecken. Kühn [86] schreibt: „Von vielen Arthropoden, Fischen und Amphibien werden ganze Extremitäten wieder gebildet". Traumatische Regeneration findet jedoch beim Menschen nur noch als Wundheilung statt. Der Verlust der Ersatzregeneration ist ein Preis seiner hohen Entwicklung.

Die menschliche Hand ist entwicklungsgeschichtlich älter als der Mensch und als Informations- und Ausführungsorgan unseres Gehirns die Grundlage der menschlichen Kultur und Zivilisation. „Schon das neugeborene Kind kann mit erstaunlicher Kraft Gegenstände packen und festhalten. Zunächst unkoordiniert, dann immer gezielter begreift das Kind seine Welt und fängt an zu handeln" [65]. In der Einführung zu seinem Buch: „Die Operationen an der Hand" schrieb Wachsmuth [164]: „Der Verlust der Hand bedeutet mehr als Verlust des unvergleichlichen Arbeitsinstrumentes, mehr als eine körperliche Verstümmelung, er bedeutet eine erschreckende Beeinträchtigung der menschlichen Gesamtpersönlichkeit. Darum ist es die verantwortungsvolle Aufgabe des Chirurgen, dem Menschen dieses kostbare Kleinod mit allen Mitteln zu erhalten, nichts unnötig zu opfern und keine Mühe zu seiner Wiederherstellung zu scheuen."

Wen wundert es deshalb, daß Chirurgen schon sehr frühzeitig versuchten, abgetrennte Finger und Hände wieder anheilen zu lassen! Paracelsus [125] gedenkt 1536 in seinem Buch „Grosse Wundartzney" derer, welche sich rühmen, „abgehauwene glider wider hinanzusetzen, obs schon drey Tag im schnee gelegen waren als ohren, nasen, finger und dergleichen", hält dies aber für Lügen. Donatus [59] erwähnt 1613 den Fall von Wiederanheilung einer größtenteils abgehauenen Hand. Camerarius [39] berichtet 1683 über die Anheilung eines kleinen Fingers mittels eines Verbandes mit Tischlerleim. 1770 berichtet Bossu [21] und 1793 Desgranges [54] über abgeschnittene Finger, die, in der Hosentasche transportiert, wieder anheilten. Im darauffolgenden Jahrhundert gibt es zahlreiche ähnliche Berichte von wundersamer Anheilung amputierter Extremitätenanteile von Beeskow [16], Braun [22], Brochin [23], Dubroca [60], Houlton [74], Hunter [75], Lehmann [94], Lespagnol [97], Mackenzie [102], Schönebeck [139], Sommer [145], Troschel [156] und Warren [166], um nur einige zu nennen. Zeis [170], der 1862 in hervorragender Weise diese alten Quellen zusammengestellt hat, schreibt zu der Mitteilung von Warren [166]: „W. fand einen Finger, der noch Leben zeigte, ließ den Verwundeten aufsuchen und heilte ihn an. Dies ist freilich der umgekehrte Fall, als er gewöhnlich vorkommt, man bedenke aber, daß es in Amerika geschah." In seinem Kommentar ist weiter zu lesen, daß „sie für vollständige Trennung ausgegeben wurde, während sich bei näherer Untersuchung ergibt, daß doch noch eine Verbindung bestand." In anderen Fällen lagen wohl die Amputationshöhen im Fingerendgliedbereich, so daß Wundheilungen mit guten kosmetischen Ergebnissen resultierten. Zuweilen ging die Überlieferung, von Zeis [170] beschrieben, so von-

2

statten: „Meck'ren erzählt, er habe von dem Pfarrer Sloot gehört, der Mönch Kraanwinkel wolle Kenntniss davon haben, daß ein russischer Wundarzt . . . ". Auch wenn der Wahrheitsgehalt dieser alten Berichte mit großer Vorsicht zu beurteilen ist, so zeigen diese alten Quellen jedoch den außergewöhnlich großen Wunsch, amputierte Gliedmaßen wieder replantieren zu können.

Den wissenschaftlichen Grundstock für die Replantation von Gliedmaßen bildeten die experimentellen Arbeiten von Halsted [69], die er 1887 begann und 1922 veröffentlichte, die Arbeit von Höpfner [73] 1903 und die Studien von Carrel u. Guthrie [44] 1906.

Die technischen Voraussetzungen für die Replantationschirurgie stellen als Unterstützung der Fähigkeiten des Chirurgen die feinen Instrumente und Nahtmaterialien dar, die nicht nur die Traumatisierung kleiner Strukturen vermindern, sondern auch deren Rekonstruktion mit einer vorher nicht möglichen Präzision ermöglichen. Jede chirurgische Operation, die eine präzise Identifikation kleinster Strukturen erfordert, wird erst durch die Verwendung eines Operationsmikroskopes realisierbar. Der schwedische Hals-Nasen-Ohren-Arzt Nylen [114] hat zum erstenmal 1921 ein Operationsmikroskop angewandt. Nach und nach wurde das Mikroskop in den verschiedensten chirurgischen Fachrichtungen zu Operationen eingesetzt: 1946 in der Ophthalmologie von Perritt [126], 1960 in der Gefäßchirurgie von Jacobson u. Suarez [79], 1964 in der peripheren Nervenchirurgie von Smith [143], Kurze [87] und Michon u. Masse [112], 1965 in der Plastischen und Rekonstruktiven Chirurgie von Buncke u. Schulz [32, 33] und 1967 in der Neurochirurgie von Donaghy u. Yasargil [58].

Mikrochirurgie wurde von O'Brien [121] als Chirurgie unter Verwendung des Mikroskops definiert. Die mikrovaskuläre Chirurgie beschäftigt sich mit der Anastomosierung von Gefäßen in der Größenordnung von 1 mm Durchmesser und ist Voraussetzung zur Replantation von Fingern.

Zahlreiche Arbeiten von Acland [2–9], Buncke u. Blackfield [29], Buncke et al. [35], Buncke u. Schulz [34], Buncke u. McLean [30], Cobbett [46, 47], Hayhurst u. O'Brien [71], Hayhurst et al. [72], McLean u. Buncke [110], O'Brien u. Hayhurst [115], O'Brien u. Baxter [119], Salmon [133] und Salmon u. Assimacopoulos [132] sind Ausdruck intensiven Forschens in der experimentellen mikrovaskulären Chirurgie.

Die erste klinische Replantation bei einer totalen Oberarmamputation gelang Malt u. McKhann [104] 1962. Die erste Replantation mit mikrovaskulären Anastomosen wurde 1965 von Komatsu u. Tamai [85] bei einer Daumenamputation durchgeführt. Es folgten Berichte von Ikuta [76], Lendvay [96], Lendvay u. Owen [95], O'Brien u. Miller [115], O'Brien et al. [116, 117], dem Sixth People's Hospital Shanghai [142], Snyder et al. [144], Tamai et al. [153] und Tsai [157] über erfolgreich replantierte Finger.

Wir haben in Deutschland 1974 mit tierexperimenteller mikrovaskulärer Chirurgie begonnen, und am 16. August 1975 konnte ich den ersten amputierten Daumen erfolgreich replantieren [88].

II. Problemstellung

Durch die mikrovaskuläre Chirurgie werden im Rahmen der Plastischen Chirurgie periphere Replantationen und freie Gewebetransplantationen möglich. Der Wert dieser noch jungen Operationstechnik zeigt sich nicht allein darin, daß sie im einzelnen Fall gelingt. Erst nach einer gewissen Anzahl von Eingriffen und nach einer genauen Beobachtung des Resultats stellt sich heraus, ob sie allgemein praktiziert werden kann, ob Aufwand und Effekt in einem vernünftigen Verhältnis zueinander stehen.

Anhand eigener Replantationen und deren Nachuntersuchung wird dies geprüft und die Bedeutung der mikrovaskulären Chirurgie bei der rekonstruktiven Versorgung peripherer Amputationen aufgezeigt.

Zur Erweiterung des Spektrums der Replantationsfähigkeit werden im Tierversuch mikrovaskuläre Interponate vergleichend untersucht, um traumatisierte Gefäße bei Replantationen mittels mikrovaskulärer Interponate zu ersetzen, wenn Gefäßenden nicht spannungslos zur Anastomosierung aneinandergebracht werden können.

III. Klinische Replantationschirurgie

Die Replantation

Voraussetzungen zur Replantation

Die erste Voraussetzung für eine erfolgreiche Replantation ist die möglichst frühzeitige richtige Behandlung von Amputat und Amputationsstumpf, auf die trotz ihrer Einfachheit immer wieder hingewiesen werden muß. Auch heute noch, 10 Jahre nach unserer ersten Replantation, werden uns trotz zahlreicher Unterweisungen über die Erstversorgung von Amputat und Amputationsstumpf in Voträgen, Merkblättern, Presse und wissenschaftlichen Veröffentlichungen [88, 90, 91] falsch versorgte Patienten mit Amputationsverletzungen zugewiesen und dadurch die Replantation erschwert oder gar unmöglich gemacht (Amputationsstümpfe mit Ligaturen oder Gefäßklemmen, Amputate in Ringer- oder Kochsalzlösung (Abb. 1), selbst tiefgefrorene Amputate).

Wichtiger als ein schneller Transport ist ein richtiger Transport:

— Suchen und Mitbringen des Amputates.

— Keine Reinigung des Amputates.

— Einschlagen des Amputates in sterile Kompressen oder in ein sauberes Tuch und Unterbringung in einem fest verschlossenen Plastikbeutel. Dieser Plastikbeutel wird in einen

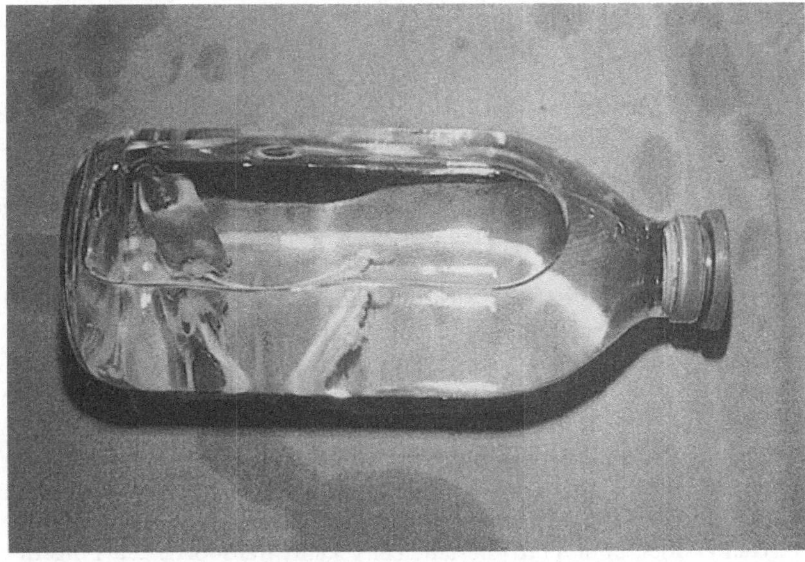

Abb. 1. Falscher Transport in Kochsalzlösung

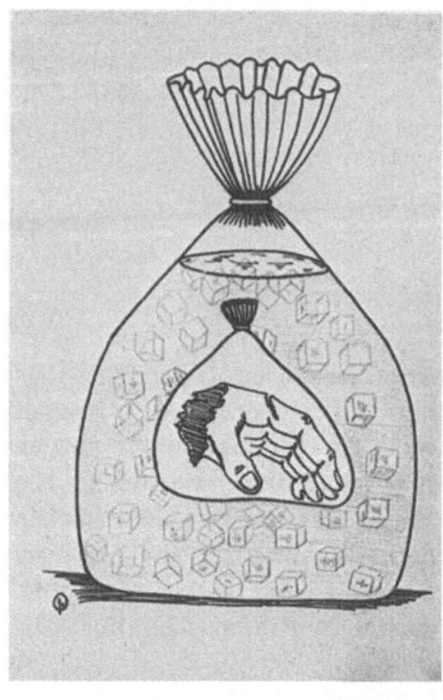

Abb. 2. Richtiger Transport des Amputates

zweiten mit Eiswürfeln gefüllten Plastikbeutel gesteckt, so daß kein direkter Kontakt mit dem Eis und dessen Schmelzwasser entsteht (Abb. 2).
— Keine Reinigung des Amputationsstumpfes.
— Kein Abklemmen oder Unterbinden von Gefäßen an peripheren Extremitätenabschnitten. Ein gut angebrachter Druckverband stillt die Blutung ausreichend.
— Benachrichtigung der Handchirurgischen Abteilung, die die Replantation vornehmen soll, vor Beginn des Transports.

Die Anoxämietoleranz, d.h. die Zeit von der Amputation bis zum Wiederanschluß der Gefäße, ist von 2 Faktoren abhängig: einmal von der Art des vorherrschenden Gewebes und zum anderen von den Konservierungsmaßnahmen.

Das metabolisch anspruchsvolle Muskelgewebe zeigt eine wesentlich geringere Anoxämietoleranz als die bradytrophen Knochen, Sehnen und Nerven. Je weiter proximal eine Amputation stattfindet, um so mehr spielt der Faktor Zeit eine Rolle. Unterarm- und Oberarmamputation sind möglichst frühzeitig zu replantieren, denn Muskelgewebe toleriert bei Raumtemperatur nur eine Anoxämiedauer von 4–6 h [25].

Durch Kühlung in oben beschriebener Weise werden das Bakterienwachstum verzögert, die autolytischen Prozesse verlangsamt, toxische Reaktionen und Ödementwicklung abgeschwächt, somit die Anoxämietoleranz erhöht.

Bei einer Oberarmausrißamputation konnten wir durch die gute Versorgung am Unfallort nach über 7 h Anoxämiezeit eine reizlose Anheilung ohne größere Allgemeinkomplikationen (konservativ zu beherrschendes Streßulkus) erzielen (Abb. 3).

Nach O'Brien et al. [116] besteht bei gekühlt transportierten Fingern bis 24 h nach der Amputation keine Kontraindikation zur Replantation.

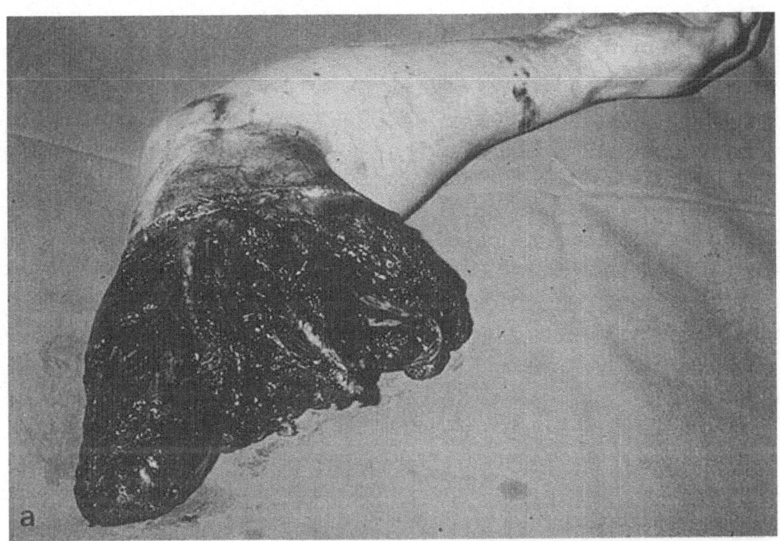

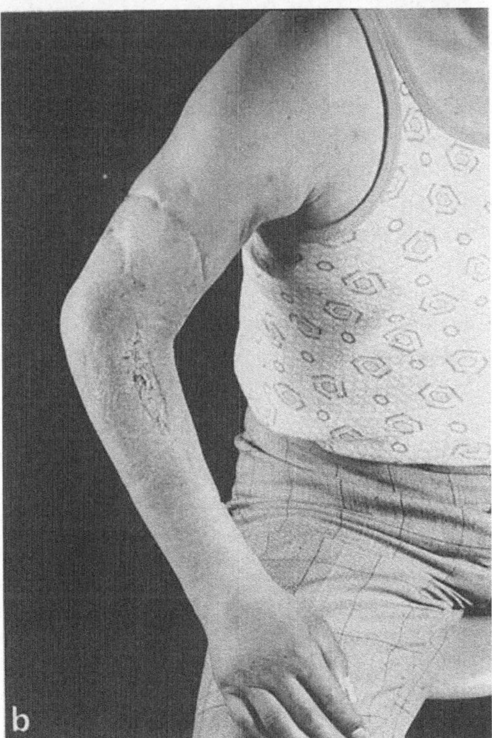

Abb. 3. a Oberarmausriß durch ein
Förderband am 26. Juli 1978. **b** Ergeb-
nis 8 Wochen nach Replantation unter
Verwendung von Veneninterponaten

Die zweite Voraussetzung für eine erfolgreiche Replantation ist eine gute technische
Ausrüstung; hierzu gehören: Operationsmikroskop, Mikroinstrumatrium und Nahtmaterial.

Es stehen uns heute Stero-Doppelmikroskope mit Faseroptikbeleuchtung, Zoom und
Koordinatenkupplung zur Verfügung.

8

Das benötigte Mikroinstrumentarium ist nicht sehr aufwendig: Mikronadelhalter, Mikro-
pinzetten, Mikroscheren und Mikrogefäßklemmen stellen die Grundausrüstung dar. Eine
sorgfältige Handhabung und Pflege dieser feinen Instrumente ist unabdingbar.

Als Nahtmaterial finden Fäden der Stärke 10 · 0 und 11 · 0 mit einem Durchmesser von
25 μ bzw. 15 μ Verwendung. Diese Fäden sind mit 3/8 Kreis-Rundkörpernadeln mit einem
Durchmesser von etwa 0,07 mm armiert.

Die dritte Voraussetzung für eine erfolgreiche Replantation ist ein eingespieltes Opera-
tionsteam mit einem erfahrenen Operateur. Diese Erfahrung sollte nicht am Patienten ge-
wonnen werden. O'Brien [121] schreibt hierzu: „Full time practice of repairs of small
vessels for one month in the laboratory gives a basic expertise. On a part-time basis of one
or two half day sessions a week, it would take six months before the same standards could
be acquired. A high degree of excellence is reached with full-time experimental duties,
combined with clinical responsibilities over a 12 month period."

Operation

Die Indikation zur Replantation wird nicht vom einweisenden Arzt oder Krankenhaus,
sondern vom Operateur selbst im Einvernehmen mit dem Patienten gestellt. Daraus ergibt
sich, daß alle amputierten Teile, auch wenn sie noch so replantationsunwürdig erscheinen,
mitgeliefert werden, denn zur Versorgung einer verletzten Hand können deren Strukturen
von größter Wichtigkeit sein [92].

Ist der Entschluß zur Replantation gefaßt, dann empfiehlt sich, gezeigt an einer Finger-
replantation, folgendes Vorgehen, wobei immer eine primäre Rekonstruktion aller Strukturen anzustreben ist (Abb. 4).

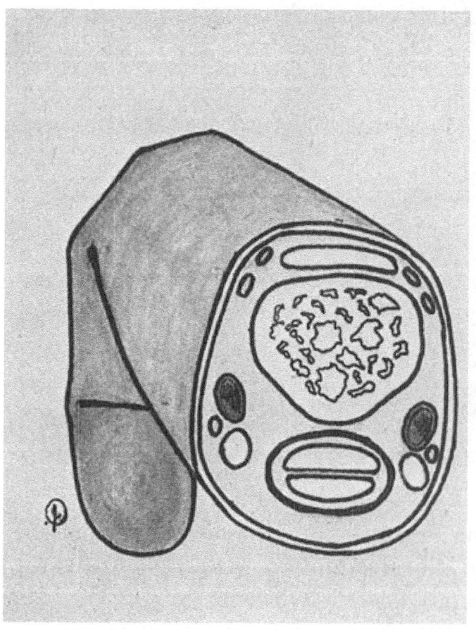

Abb. 4. Fingerquerschnitt in Grundgliedhöhe

Präparation des Amputates: Noch während die notwendigen Untersuchungen am Patienten vorgenommen und die Anästhesievorbereitungen getroffen werden, wird hiermit begonnen. Sämtliches durch das Trauma geschädigte Gewebe wird reseziert. Alle Strukturen werden unter dem Mikroskop dargestellt und beurteilt. Arterien, Venen und Nerven werden markiert.

Anästhesie: Wenn möglich, wird eine Leitungsanästhesie durchgeführt. Hierdurch braucht einmal die Nüchterngrenze nicht abgewartet zu werden und zum anderer verkürzt sich bei länger andauernden Replantationen, v.a. bei Mehrfachreplantationen, die Narkosedauer. Langzeitnarkosen mit ihren Risiken können durch den Operationsbeginn in Leitungsanästhesie nach unseren Erfahrungen um bis zu 9 h verkürzt werden.

Präparation des Amputationsstumpfes: Dies geschieht in gleicher Weise wie die Präparation des Amputates. Nur „gesundes" Gewebe darf erhalten werden. Unter dem Mikroskop müssen, wie am Amputat, Intimaläsionen der Gefäße erkannt werden, die bei Ausrißverletzungen sehr ausgedehnt sein können, und die Gefäße reseziert werden, bis normaler Blutfluß auftritt. Durch diese Maßnahme treten zuweilen zu überbrückende Gefäßstreckendefizite auf, die mit Hilfe von Mikrogefäßinterponaten überbrückt werden müssen. Diese Problematik wird im experimentellen Teil abgehandelt.

Osteosynthese: Je nach Amputationshöhe kommen alle Osteosyntheseverfahren in Frage. Bei Fingerreplantationen werden axiale oder gekreuzte Kirschner-Drähte, transossäre Drahtnähte, Verschraubungen und intramedulläre Fixation angewendet. Wir bevorzugen die retrograde Osteosynthese mit gekreuzten Kirschner-Drähten (Abb. 5).

Vor der Osteosynthese müssen Knochensplitter entfernt und die Knochen begradigt werden, um eine sichere Osteosynthese zu gewährleisten. Knochenkürzungen werden zuweilen notwendig.

Naht der Strecksehnen: Sie erfolgt mit U-Nähten mit monofilem, resorbierbarem Kunststoffaden der Stärke 4 · 0.

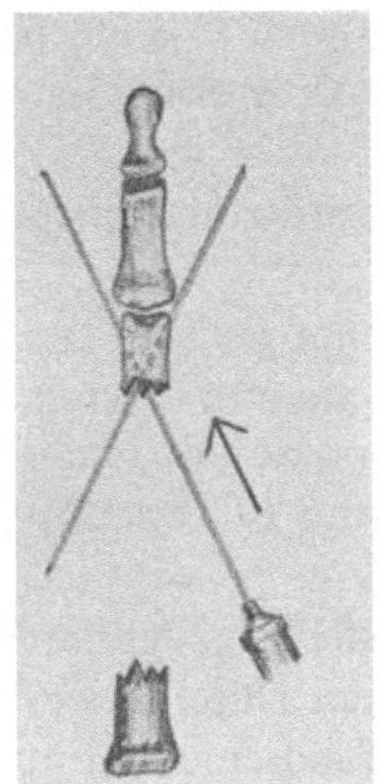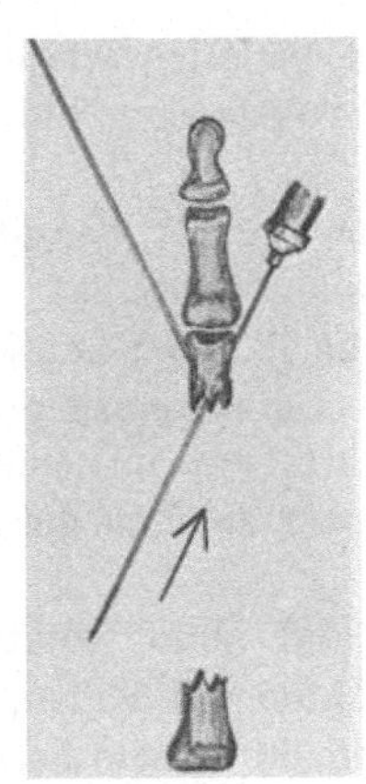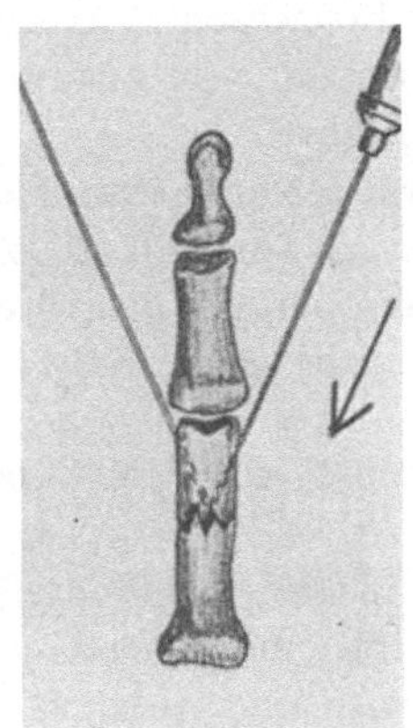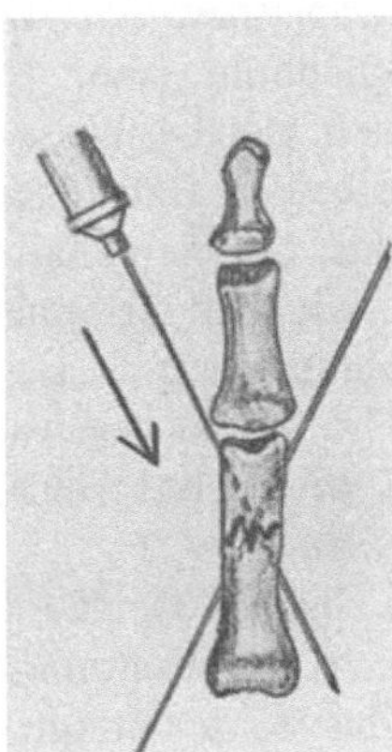

Abb. 5. Retrograde Osteosynthese mit gekreuzten Kirschner-Drähten

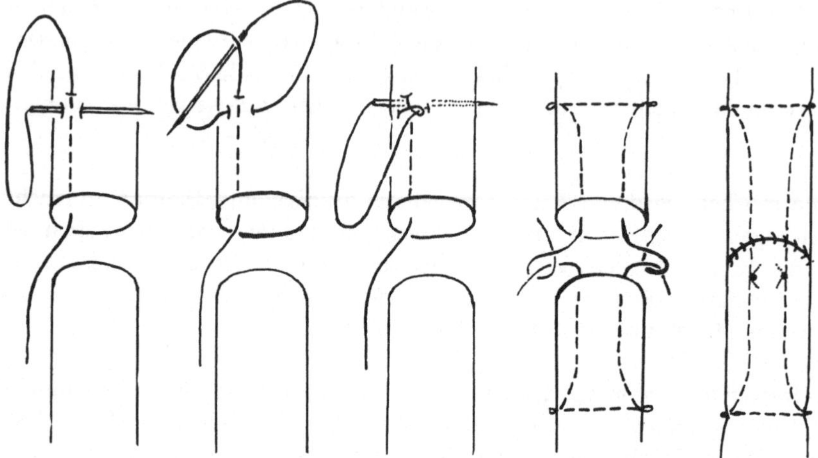

Abb. 6. Sehnennaht nach Geldmacher [66] mit Knotenbildung an den Eckpunkten, um ein festes Einschnüren der Sehne durch das Nahtmaterial zu vermeiden

Venenanastomosen: Die Venen werden auf der Streckseite der Finger anastomosiert. Ihre Identifikation, Beurteilung und Anastomosierung stellt wohl den schwierigsten Teil einer Replantation dar, da diese sehr dünnwandig sind und kollabieren. Die Anastomose wird in gleicher Weise wie die der Arterien durchgeführt.

Naht der Beugesehne: Wenn möglich sollten beide Beugesehnen genäht werden, immer jedoch die tiefe Beugesehne. Die Sehnennaht nach Geldmacher [66], eine Modifikation der Kirchmayr-Naht, hat sich hier besonders bewährt (Abb. 6). Als Faden wird, wie bei den Strecksehnen, ein monofiler, resorbierbarer Kunststoffaden der Stärke 4 · 0 gewählt. Zusätzlich wird das Epitenon durch fortlaufende Naht mit einem resorbierbaren Faden der Stärke 6 · 0 verschlossen.

Arterienanastomosen: Beim Erwachsenen haben die Arterien wie die Venen in Fingergrundgliedhöhe einen Durchmesser von etwa 1 mm. Arterien- und Venenanastomosen werden in gleicher Weise ausgeführt:

Die beiden Gefäßenden werden mit Mikroklemmen gefaßt, darunter wird zur Herstellung eines besseren Kontrastes ein Stück Plastikfolie gelegt (Abb. 7a).

Danach wird mit einer Mikropinzette die Adventitia über den Gefäßstumpf gezogen und abgeschnitten, damit sie sich nicht bei der Naht in das Lumen einstülpen kann und dadurch eine Thrombose begünstigt. Anschließend werden Blutkoagel mit einer Spritze mit feiner Nadel, gefüllt mit Heparinlösung, aus dem Gefäß gespült, ohne die Intima zu verletzen (Abb. 7b).

Die beiden Gefäßenden müssen spannungsfrei und ohne Rotationsfehler adaptiert werden. Die Anastomose erfolgt mit Einzelknopfnähten mit Fäden, deren Durchmesser 25 μ bis 15 μ beträgt. Einstich und Ausstich gehen durch sämtliche Wandschichten in einem Abstand von den Schnittflächen des durchtrennten Gefäßes, der der Gefäßwandstärke entspricht. So wird eine exakte Adaptation der Intimaränder erreicht. Die ersten

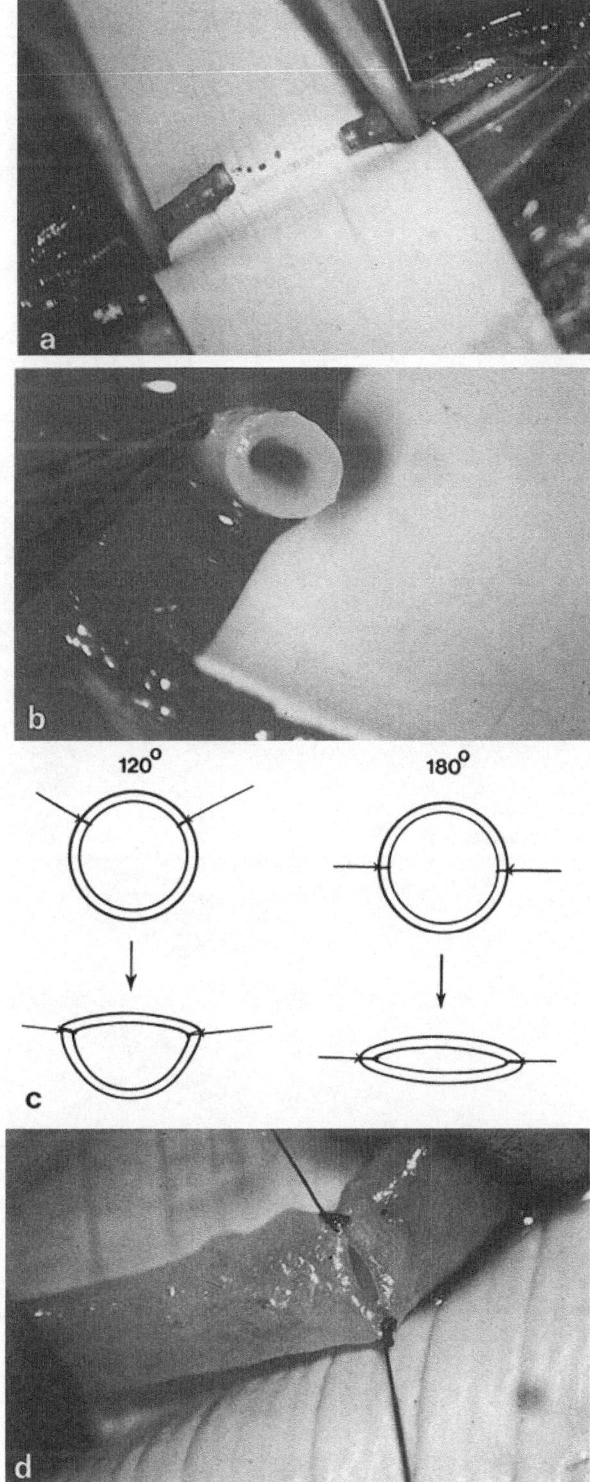

Abb. 7. a Fassen der Gefäßenden mit einer verschieblichen
Doppelklemme (A. femoralis
superficialis beim Hasen, Durchmesser 1 mm). **b** Gesäuberter
Gefäßstumpf. **c** „Exzentrische Biangulation" nach
Cobbett [46]. **d** Ecknähte im
Abstand von 120°

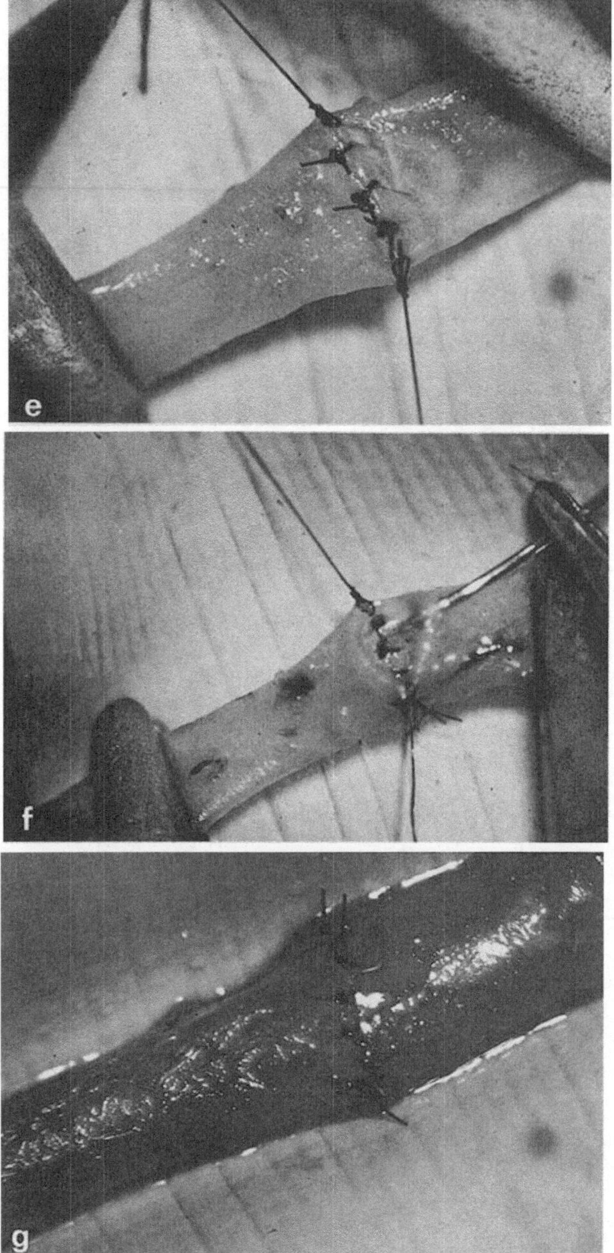

Abb. 7. e Mit Einzelknopfnähten versorgte Vorderwand. **f** Darstellung der Gefäßrückwand.
g Durchgängige Mikrogefäßanastomose

beiden Nähte werden in einem Abstand von 120° des Gefäßumfanges gesetzt. Mit Hilfe dieser „exzentrischen Biangulation" [46] wird erreicht, daß beim Zug an den langgelassenen Fäden der ersten beiden Nähte die Rückwand durchhängt und mit den folgenden Nähten nicht mitgefaßt wird (Abb. 7c, d).

Danach wird die Vorderseite mit weiteren Einzelknopfnähten verschlossen (Abb. 7e). Anschließend werden die Mikroklemmen um 180° gedreht und die Rückwand stellt sich dar (Abb. 7f).

Sie wird in gleicher Weise mit Einzelknopfnähten versorgt, wobei es sich als günstig erweist, bei 240° noch eine Naht mit langgelassenen Faden zu setzen, um beim Zug daran auch an der Rückwand den oben beschriebenen Effekt der exzentrischen Biangulation zu erreichen. Bei einem Gefäßdurchmesser von 1 mm sind etwa 9 Einzelknopfnähte erforderlich. Beim Abnehmen der Mikroklemmen wird bei den Arterienanastomosen zunächst die distale und dann die proximale Mikroklemme geöffnet; bei den Venenanastomosen umgekehrt (Abb. 7g).

Die Anastomosierung von 1 Arterie und 2 Venen ist erforderlich, die Anastomosierung von 2 Arterien und mehreren Venen ist erstrebenswert [91].

Nervennähte: Beide palmaren Fingernerven werden genäht. Die Naht hat spannungsfrei zu erfolgen und wird mit dem gleichen Nahtmaterial wie die Gefäßanastomose interfaszikulär durchgeführt.

Hautnähte: Der Hautverschluß sollte möglichst locker mit wenig Einzelknopfnähten erfolgen und nie erzwungen werden.

Verband: Wie bei der Hautnaht darf durch den Verband kein Druck auf die Gefäße ausgeübt werden. Wir verzichten deshalb auf eine Schienung bis zum Verbandswechsel nach 6 Tagen und verbinden mit Salbenlappen, saugfähigen Kompressen und synthetischer Watte so, daß die Finger bezüglich ihrer Farbe, Temperatur und ihres Kapillarreflexes postoperativ beurteilbar sind. Der Arm wird schräg nach oben gelagert.

Bezüglich der Reihenfolge der arteriellen und venösen Gefäßanastomosen gibt es verschiedene Anschauungen. O'Brien [121] schlägt vor, die Venen vor den Arterien zu anastomosieren, da bei umgekehrter Reihenfolge eine Schwellung des Replantats forciert wird, die dazu führen kann, daß der Hautverschluß nicht spannungslos gelingt. Nachteilig wirkt sich auch die vermehrte Blutung im Operationsgebiet aus, die bei mikrochirurgischen Gefäßnähten sehr störend sein kann. Auch der Blutverlust ist vergleichsweise höher. Biemer [18] führt die Naht der Arterien vor der der Venen mit der Begründung durch, daß die Anoxämiezeit verkürzt, das Auffinden der blutenden Venen erleichtert und entstandene Stoffwechselprodukte ausgeschieden werden.

Nach unseren Erfahrungen sollten bei Replantationen im mikrovaskulären Bereich zuerst die venösen Anastomosen ausgeführt werden, also die Replantation auf der Streckseite begonnen und dann die beugeseitigen Arterien genäht werden, um Blutung und Schwellung zu vermeiden; bei weiter proximal gelegenen Replantationen hingegen, im muskulären Bereich des Unterarms und am Oberarm ist wegen der hier wichtigen Dauer der Anoxämie und deren Folgen ein umgekehrtes Vorgehen notwendig.

Sowohl die Vermeidung von Druck auf die Gefäßanastomosen, als auch die Vermeidung von Spannung der Gefäße ist wichtig. Spannung kann durch die Verwendung von Gefäßinterponaten behoben werden, deren nähere Untersuchung im experimentellen Teil der Arbeit folgt. Anderl et al. [12] schreibt hierzu: „Ihre Anwendbarkeit erlaubt einerseits ein großzügiges und sicheres Debridement von geschädigtem Gewebe so lange bis gesunde Gewebsstümpfe am Amputat und Amputationsstumpf vorliegen, ohne auf einen folgenden größeren Defekt Rücksicht nehmen zu müssen. Außerdem wird damit jegliche gefährliche Spannung an der Anastomose beseitigt. Im Zweifelsfall sollte man sich immer für ein Interponat entschließen."

Nachbehandlung

Ziel der medikamentösen Nachbehandlung bei Replantationen ist die Verhinderung von Thrombosen. Hierzu ist jedoch zu bemerken: „Die Folgen einer fehlerhaft angelegten Anastomose sind durch kein Medikament zu korrigieren" [88].

In den ersten Jahren haben wir entsprechend den Empfehlungen von O'Brien [120] bei allen mikrovaskulären Eingriffen eine Heparinisierung mit 20 000–30 000 E/Tag vorgenommen und zahlreiche stärkere Blutungen mit entsprechendem Blutverlust erlebt. Durch den völligen Verzicht auf die Heparinisierung seit 1977 haben sich die Replantationsergebnisse nicht verschlechtert.

Unsere medikamentöse postoperative Behandlung:
- 500 cm^3 niedermokelulares Dextran (Rheomacrodex)/Tag für 3 Tage,
- Dipyridamol und Acetylsalicylsäure als Mischpräparat (Asasantin) oral 3mal 1 Kps./ Tag für 2 Wochen,
- Antibiose.

An die unmittelbar postoperative Phase, in der eine intensive Überwachung bezüglich lokaler Komplikationen, wie venöser und arterieller Thrombosen, die an der Farbe, der Temperatur, dem Turgor und dem Kapillarreflex erkennbar sind und allgemeiner Komplikationen, wie hämorrhagischer Schock, Streßulzera, Infektionen, Sepsis, Schockniere und Schocklunge vor allem bei proximal gelegenen Replantationen notwendig ist, schließt sich eine mehrmonatige Rehabilitationsphase an, die der intensiven Mitarbeit des Patienten und einer ausgiebigen krankengymnastischen Übungsbehandlung bedarf, damit das replantierte Gliedmaß nicht zu einer „Bioschmuckprothese", sondern zu einem funktionsfähigen Organ wird.

Statistische Auswertung des Patientengutes

Die Replantationschirurgie ist ein sehr junger Zweig der Chirurgie, deshalb sind zunächst einige Begriffe zu klären.

Eine *Replantation* ist der zirkulatorische Wiederanschluß und die Wiederherstellung aller für die Funktion wichtigen Strukturen nach einer Amputation.

Begriffe wie „praktisch völlig abgetrennt" oder „fast vollständig amputiert" sind unexakt, stiften Verwirrung und treffen häufig nicht den Tatbestand einer Amputation, sondern beschreiben lediglich eine schwere kombinierte Verletzung, die keiner mikrovaskulären Technik zur Rekonstruktion bedarf. Deshalb wurden vom Replantation Committee of the International Society for Reconstructive Microsurgery auf dem V. Symposium in Guarujá, Brasilien, im Mai 1979 folgende Begriffe definiert:

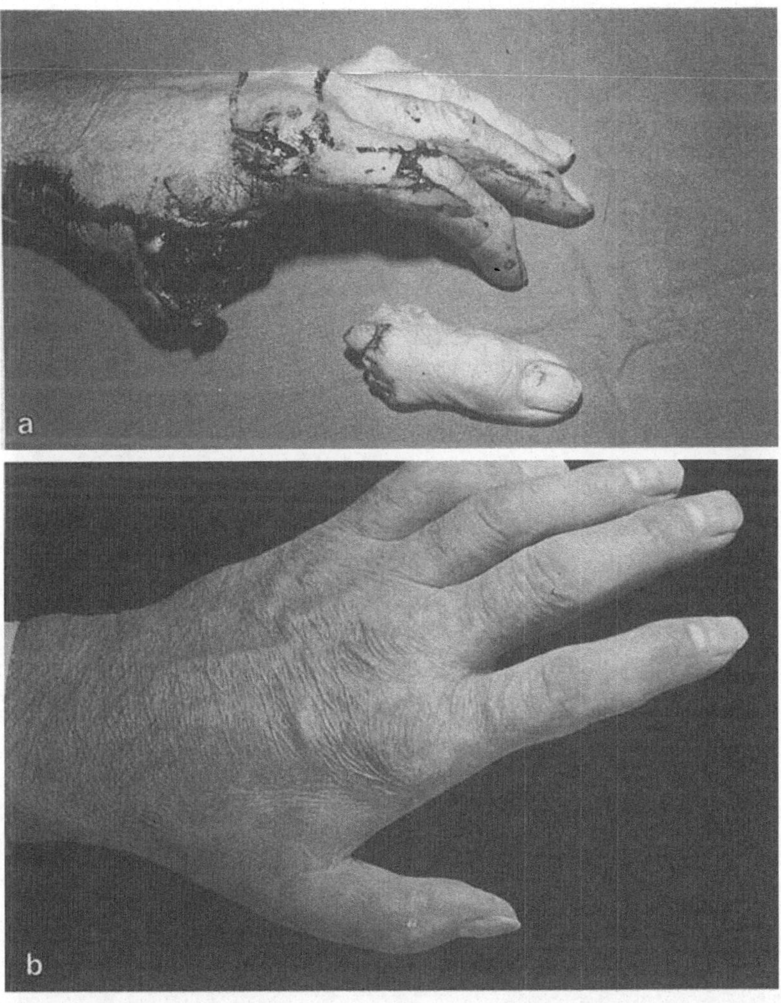

Abb. 8. a Totalamputation am 13. Juli 1978. **b** Ergebnis am 28. November 1978

Amputation: Die Amputation ist eine Verletzungsform, bei der alle anatomischen Strukturen ganz oder bis auf einige Reste durchtrennt sind und das *Amputat* (= der abgetrennte periphere Körperteil) keine Zeichen einer Durchblutung mehr aufweist. Es ist deshalb zu erwarten, daß es ohne Herstellung von Gefäßverbindungen zugrunde geht.

Totalamputation: Als totale Amputation wird die völlige Durchtrennung aller Strukturen bezeichnet (Abb. 8).

Subtotale Amputation: Unter einer subtotalen Amputation versteht man die Durchtrennung der wichtigsten anatomischen Strukturen, besonders der Hauptgefäßverbindungen. Eine Durchblutung darf nicht mehr nachweisbar sein. Ohne Gefäßanastomosen würde die Nekrose des Amputats eintreten (Abb. 9).

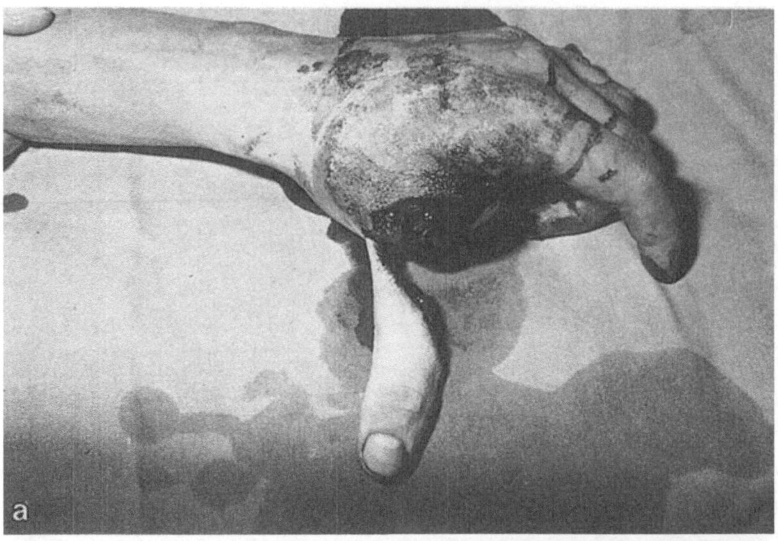

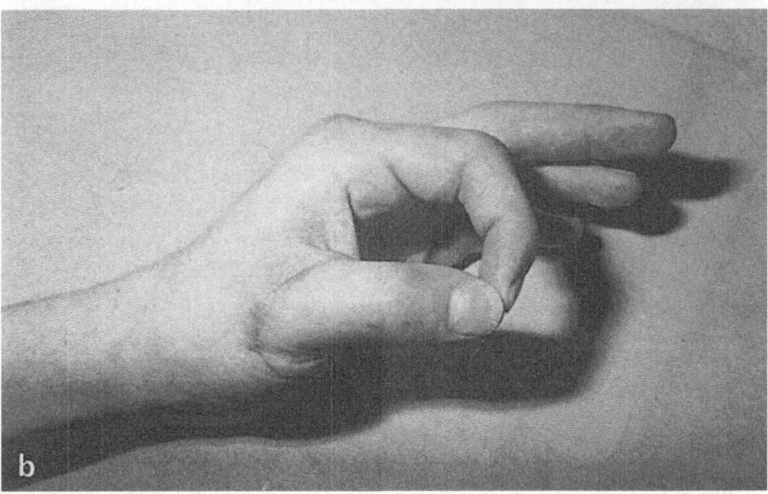

Abb. 9. a Subtotale Amputation vom 13. August 1981. **b** Spitzgriff 10 Wochen nach Replantation

Gefäßanastomosen werden nicht nur zur Wiederherstellung, sondern auch zur Verbesserung der Durchblutung bei noch vorhandener Zirkulation durchgeführt. Dies bezeichnet man als

Revaskularisation: Sie ist nicht zum Überleben nach einer schweren Verletzung notwendig, sondern verbessert die Durchblutungsverhältnisse und damit die spätere Funktion nach der Rekonstruktion (Abb. 10).

Vom 16. August 1975 bis 4. September 1981 wurden 64 Replantationen und Revaskularisationen bei 57 Patienten durchgeführt.

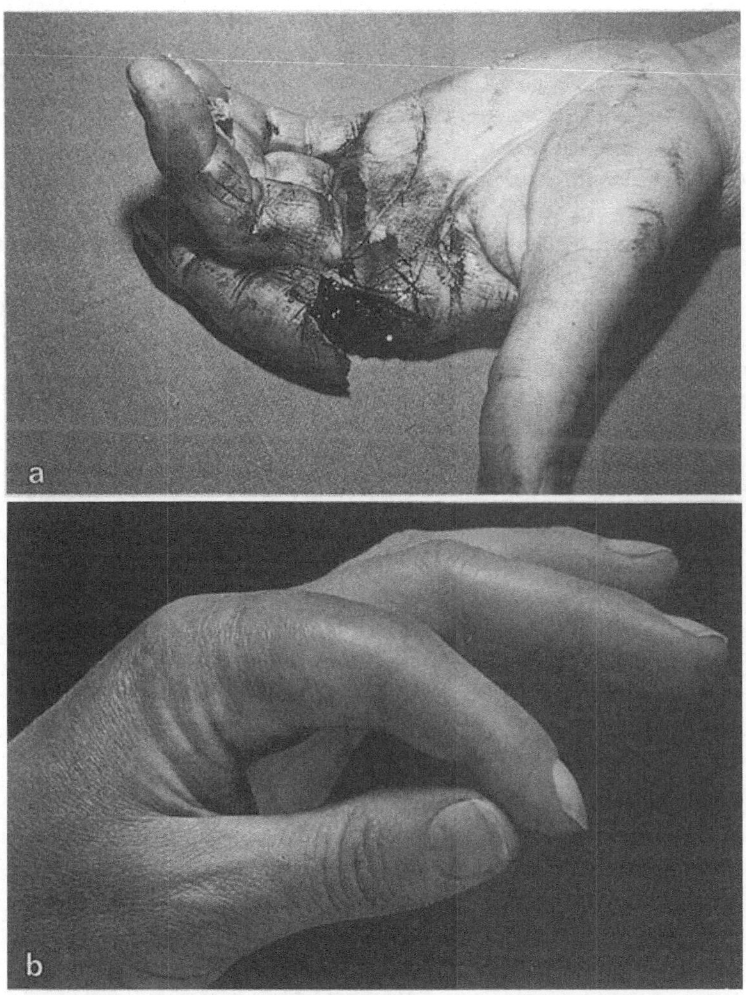

Abb. 10. a Hackverletzung am 28. Februar 1978. **b** Spitzgriff nach Revaskularisation

Von 50 Replantationen bei 43 Patienten waren 43 Replantationen erfolgreich; das entspricht einer Erfolgsquote von 86%. Einheilungsergebnisse anderer Autoren:

Lendvay [96], Sydney 1973   45%
Buncke et al. [36], Shanghai 1973   56,3%
Tamai [152], Nara 1974   88%
Owen [124], Sydney 1975   69%
Mandl et al. [105], Wien 1976   74,2%
O'Brien [121], Melbourne 1977   69,9%
Ikuta [77], Hiroshima 1977   79,1%
Berger et al. [17], Wien 1977   67%
Biemer [18], München 1977   87%
Anderl et al. [12], Innsbruck 1979   80%

Diese Ergebnisse sind sehr unterschiedlich und kaum vergleichbar, denn bei Beherrschung der mikrochirurgischen Technik sind sie im wesentlichen abhängig von der Indikationsstellung bezüglich der Replantationsfähigkeit von Amputaten. Die Replantationsfähigkeit wiederum hängt ab von der Art des Amputationsmechanismus.

In unserem Krankengut wurden 53,48% der Replantationen bei Amputationen durch die Kreissäge durchgeführt (Abb. 11). Der fahrlässige Umgang mit der Kreissäge ist weitaus die häufigste Ursache von Amputationsverletzungen; daneben spielen landwirtschaftliche Maschinen, Rasenmäher, Äxte, Industriemaschinen (Pressen, Stanzen, Mischmaschinen) und Haushaltsgeräte eine untergeordnete Rolle.

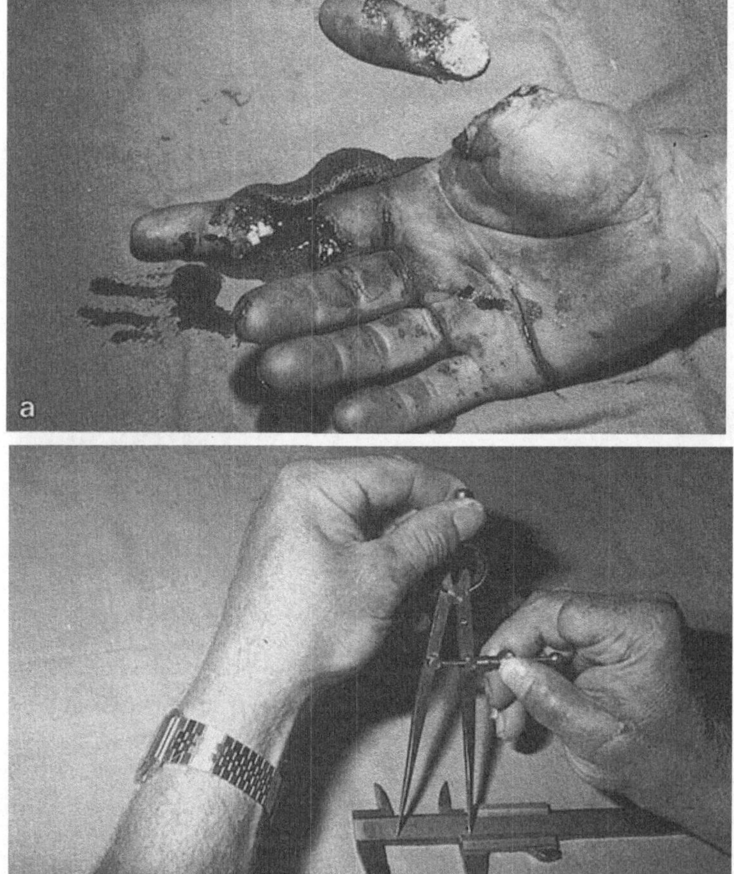

Abb. 11. a Amputation durch Kreissäge am 28. Februar 1980. **b** Feinmechanische Arbeit mit replantiertem Daumen nach 3 Monaten

Entsprechend dem Amputationsmechanismus werden nach O'Brien et al. [117] folgende Amputationsarten unterschieden:
- Guillotineamputationen,
- Amputationen mit örtlich begrenztem Trauma,
- Avulsionsamputationen.

Natürlicherweise sind Guillotineamputationen, gemessen an den anderen Amputationsmechanismen, am einfachsten zu replantieren und nicht mit Komplikationen behaftet, die durch geschädigtes Gewebe hervorgerufen werden. Ihre Häufigkeit ist leider sehr gering. Der Hauptanteil unserer Replantationen wurde bei Amputationen mit örtlich begrenztem Trauma — hierzu gehören die Kreissägenverletzungen — durchgeführt. Hier ist es wichtig, alles geschädigte Gewebe zu resezieren und somit werden häufig Knochenkürzungen notwendig. In der letzten Gruppe der Ausrisse ist es besonders schwierig, nur gesundes Gewebe mit gesundem zu vereinigen. Geschädigte Strukturen müssen erkannt, reseziert und ersetzt werden. Gefäßinterponate erweisen uns hier besonders häufig einen guten Dienst.

Von den 50 Replantationen wurden 43 (86%) erfolgreich durchgeführt. 5 (10%) Replantationen fanden bei Guillotineamputationen statt, hiervon waren 5 (100%) erfolgreich, 36 (72%) bei Amputationen mit örtlich begrenztem Trauma, hiervor waren 33 (91,67%) erfolgreich und 9 (18%) bei Ausrißamputationen, hiervor waren 5 (55,56%) erfolgreich (Abb. 12).

Glatte Amputationen und Amputationen mit in Amputationshöhe lokal begrenztem Trauma haben bei der Replantation wesentlich bessere Aussichten auf Erfolg als Ausrisse oder großflächige Quetschungen, bei denen größtenteils keine Replantationsfähigkeit mehr besteht.

Nach Biemer [18] wird bezüglich der Amputationshöhen zwischen Großreplantation und Kleinreplantation unterschieden. Replantationen proximal des Hand- und Sprunggelenkes werden als Großreplantationen und Replantationen distal des Hand- und Sprunggelenkes als Kleinreplantationen bezeichnet (Abb. 13 u. 14).

Bei den 50 Replantationen handelte es sich um 42 (84%) Kleinreplantationen und 8 (16%) Großreplantationen.

22 Daumen und 20 Langfinger sowie 4 Unterarme, 2 Oberarme und 2 Unterschenkel wurden replantiert. Hiervon waren 5 Mehrfachreplantationen (1mal 4 Finger und 4mal 2 Finger (Abb. 15). 3mal wurden Amputate zum Erreichen einer besseren Greiffunktion ausgetauscht. Die Links-rechts-Verteilung war 40% zu 60%.

21 Replantationen wurden bei totalen Amputationen (42%) und 29 bei subtotalen Amputationen (58%) durchgeführt (Abb. 16).

Die Erfolgsquote ist mit 86% sowohl bei den subtotalen als auch bei den totalen Amputationen gleich. Die Replantation einer subtotalen Amputation ist somit auch statistisch gesehen nicht leichter als die Replantation einer totalen Amputation. Zuweilen ist es aus technischen Gründen bei der Replantation notwendig, eine subtotale Amputation in eine totale überzuführen.

Von 57 Patienten, die sich Verletzungen zuzogen, die einen mikrovaskulären Eingriff erforderlich machten, zogen sich 35 die Verletzung während der Arbeit zu; somit handelt es sich bei 61,4% der Unfälle um Arbeitsunfälle.

Der jüngste Patient mit einer totalen Amputation war 3 Jahre alt, der älteste 59 Jahre. Das Durchschnittsalter betrug 32 Jahre (Abb. 17 u. 18).

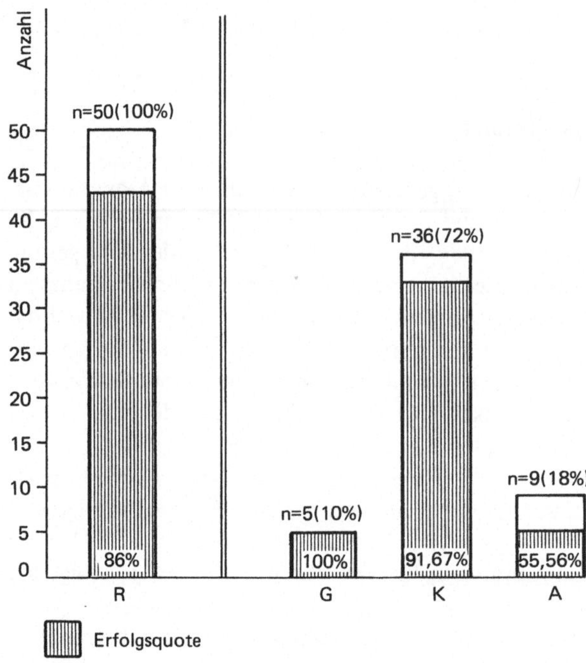

R Gesamtzahl der Replantationen;

G Replantationen bei Guillotineamputationen;

K Replantationen bei Amputationen mit örtlich
begrenztem Trauma (z.B. Kreissäge);

A Replantationen bei Avulsionsamputationen

Abb. 12. Erfolgsquote von 50 Replantationen

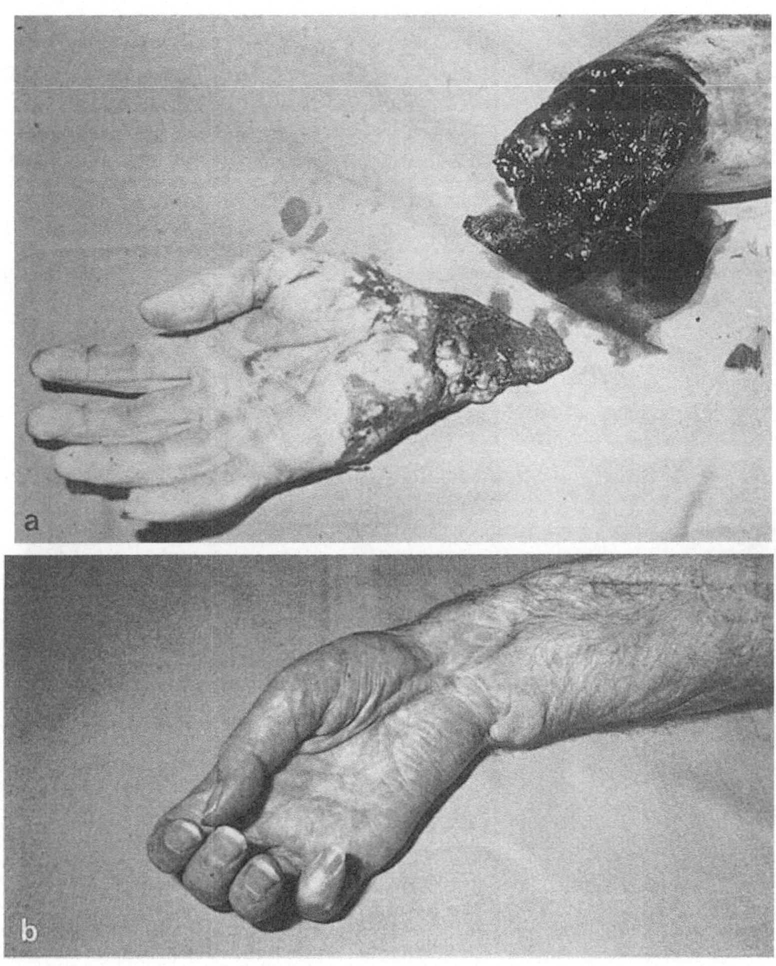

Abb. 13. a Unterarmamputation, **b** Unterarm nach Großreplantation

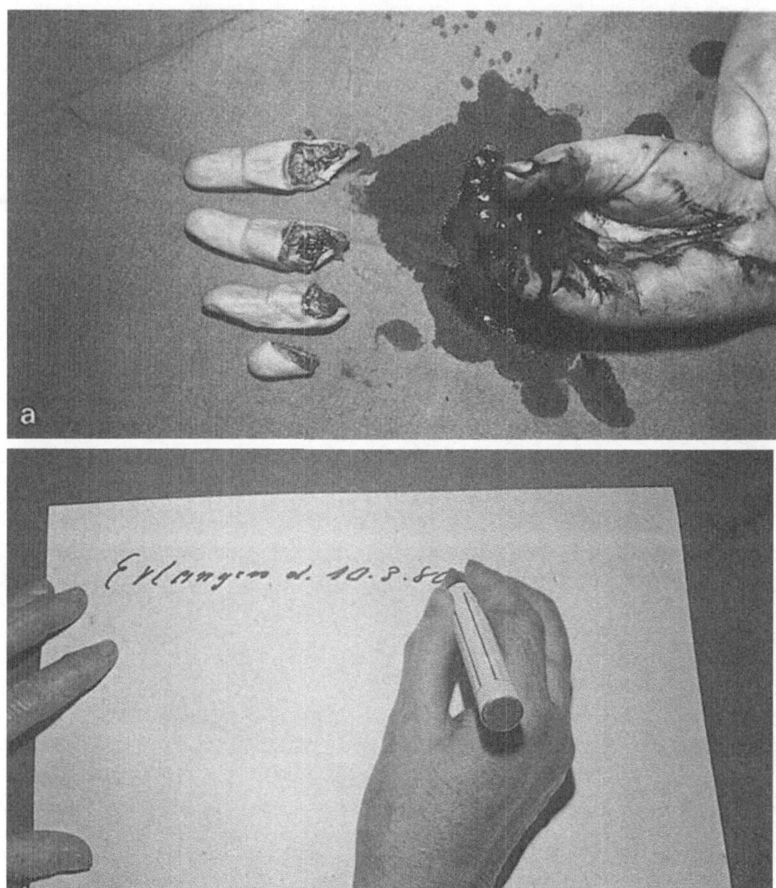

Abb. 14. a Amputation der Langfinger, **b** Verwendbarkeit 5 Monate nach Kleinreplantation

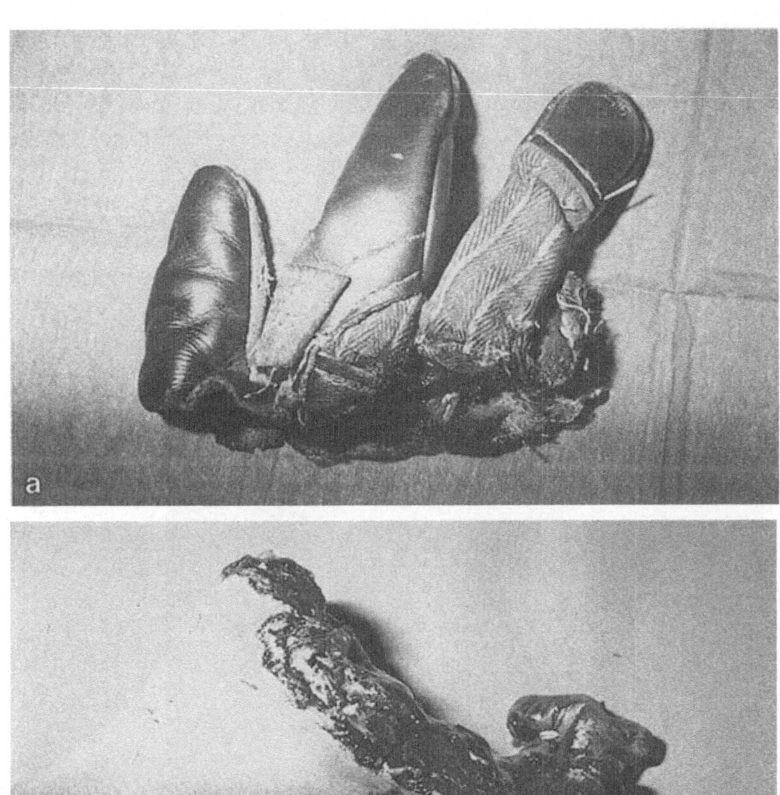

Abb. 15. a, b Mehrfachamputation durch Kreissäge

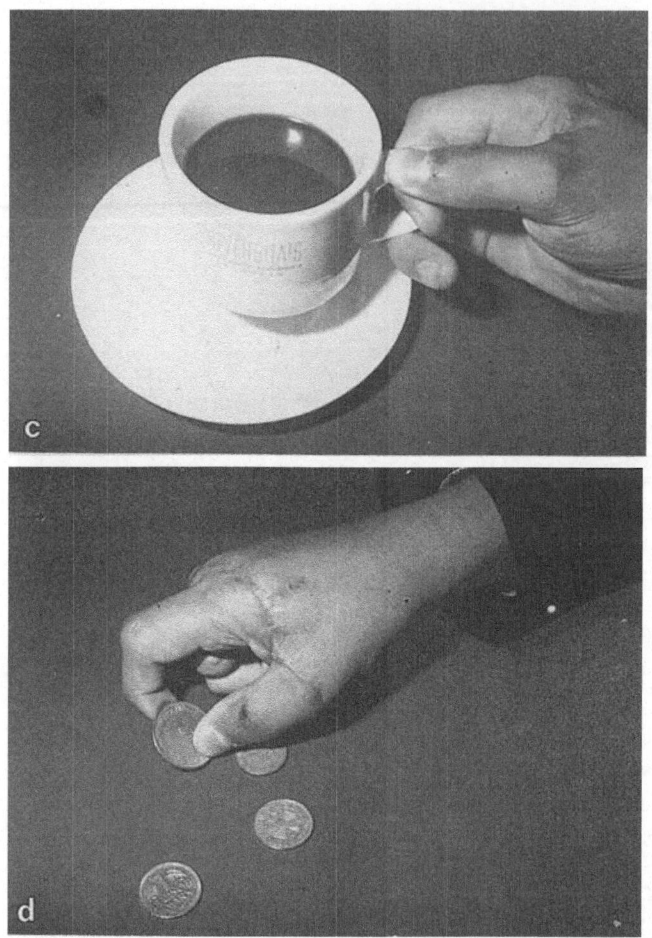

Abb. 15. c, d Gebrauchsfähigkeit 6 Monate nach Mehrfachreplantation

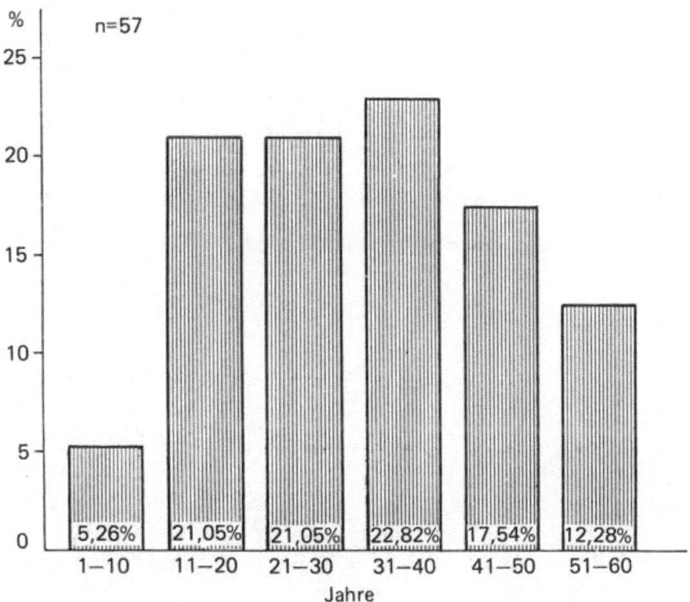

Erfolgsquote

R Gesamtzahl der Replantationen;

T Replantationen bei totalen Amputationen;

S Replantationen bei subtotalen Amputationen;

Abb. 16. Erfolgsquote bei totalen und subtotalen Amputationen

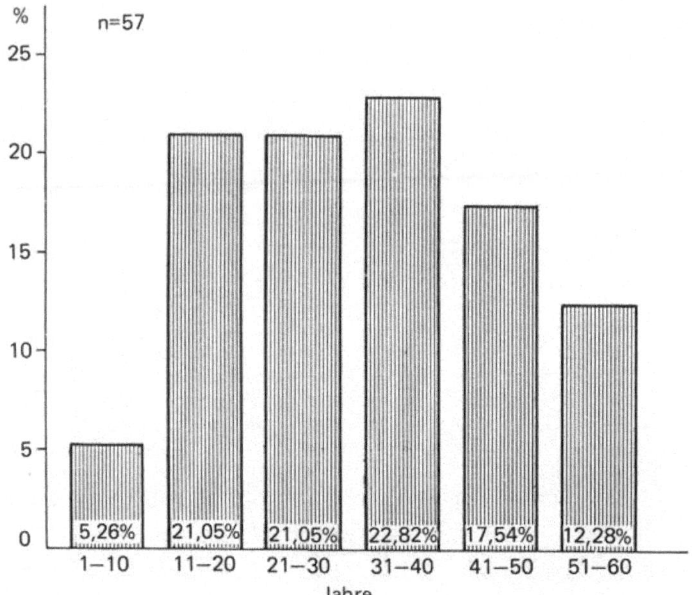

Abb. 17. Schematische Darstellung des Durchschnittsalters

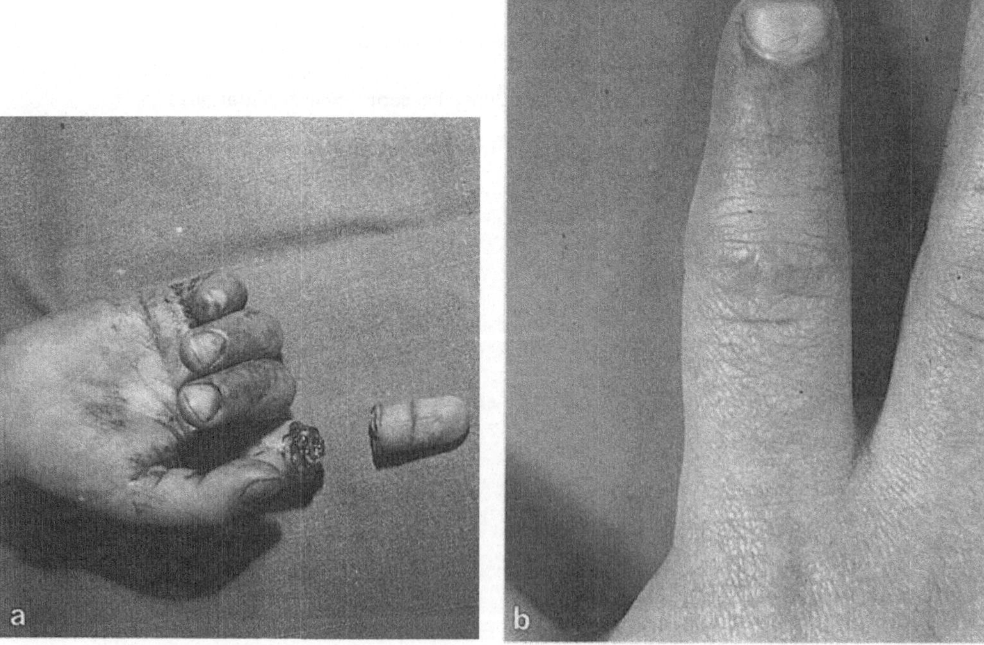

Abb. 18. a Zeigefingeramputation bei einem 3jährigen Mädchen. **b** Kosmetisches Ergebnis 3 Jahre nach Replantation

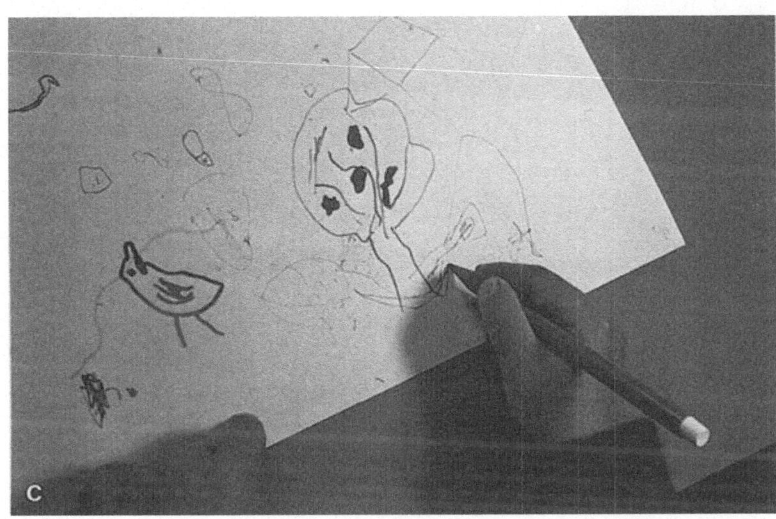

Abb. 18. c Spontaner und ungezwungener Gebrauch des replantierten Zeigefingers beim Kleinkind

Von den 57 Patienten, bei denen mikrovaskuläre Eingriffe notwendig waren, waren 47 (82,46%) männlichen und 10 (17,54%) weiblichen Geschlechts.

Die Unfälle, die einen mikrovaskulären Eingriff erforderlich machten, hatten von 1975 bis 1981 folgende Jahresverteilung (Abb. 19).

Obwohl sich der Einzugsbereich der Replantationen im Süden bis Murnau, im Westen bis Karlsruhe, im Osten bis Weiden und im Norden bis Mellrichstadt erstreckt, ergab sich eine durchschnittliche Transportzeit vom Unfallort bis in unsere Klinik von 2 h und 14 min. Dies ist eine sehr gute Zeit, die besonders im Hinblick auf die Großreplantationen wegen der Dauer der Anoxämiezeit entscheidend ist. Es wäre zu wünschen, daß auch die richtigen Transporte bezüglich Behandlung von Amputat und Stumpf der guten Transportzeit entsprechen würden.

Bedauerlicherweise ist der durchschnittlich verstrichene Zeitraum vom Eintreffen in unsere Klinik bis zum Operationsbeginn vergleichsweise mit 2 h und 33 min sehr groß. Personelle und räumliche Verbesserungen wären von dringender Notwendigkeit.

Die durchschnittliche Replantationsdauer betrug 6 h und 22 min, die längste 13 h und 35 min, die kürzeste 2 h und 45 min. Nur eine von 50 Replantationen konnte während der normalen Dienstzeit begonnen und beendet werden.

Um Langzeitnarkosen zu vermeiden, wurden möglichst viele Replantationen in Leitungsanästhesie durchgeführt. 25,58% der Patienten wurden in reiner Leitungsanästhesie operiert; die längste Operationsdauer in Leitungsanästhesie betrug 9 h. Bei 18,6% der Patienten mußte nach Abklingen der Leitungsanästhesie in Intubationsnarkose übergegangen werden; durch den Operationsbeginn in Leitungsanästhesie konnte jedoch eine durchschnittliche Verkürzung der Narkosen um 4 h und 8 min erreicht werden.

Die durchschnittliche Dauer des stationären Aufenthaltes nach Replantationen betrug 13 Tage.

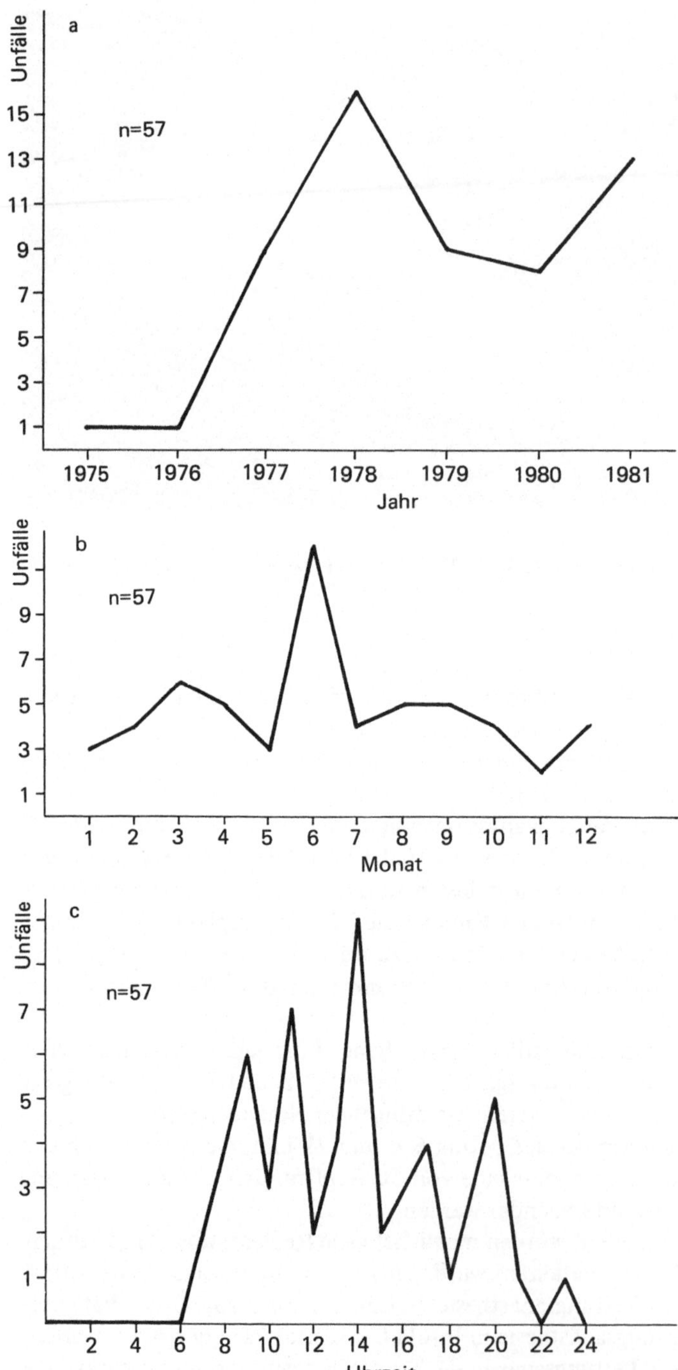

Abb. 19. a Jahresverteilung, **b** Monatsverteilung, **c** Tagesverteilung von Unfällen

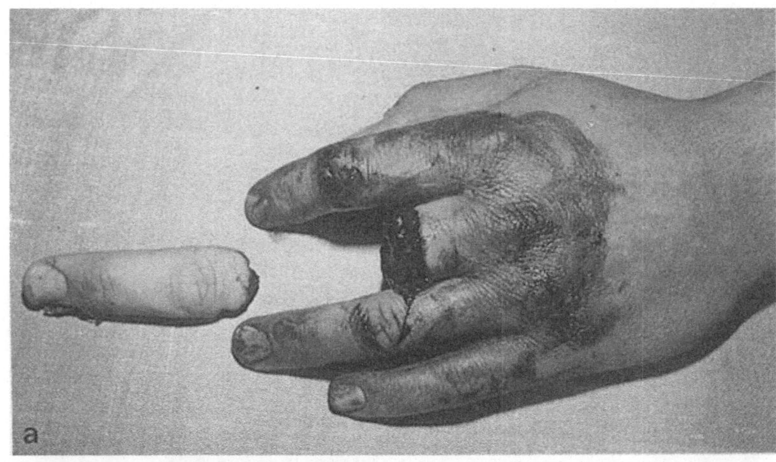

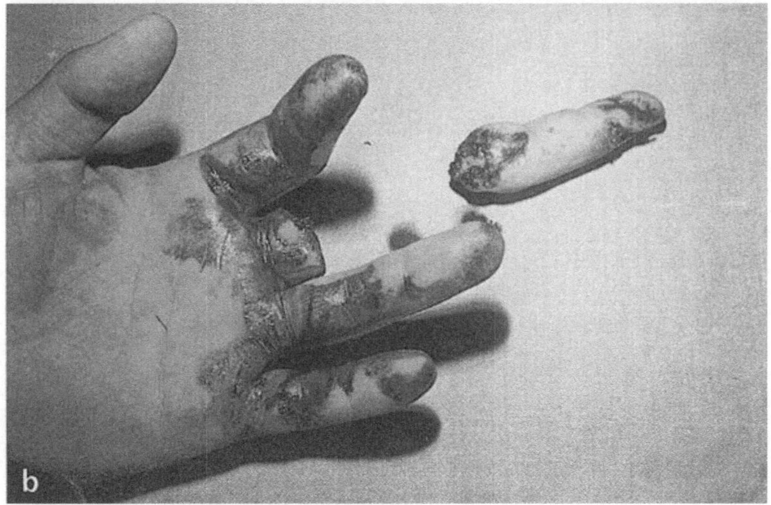

Abb. 20. a, b Amputation des linken Mittelfingers

Nach erfolgreich verlaufenen Replantationen waren die Patienten durchschnittlich 5 Monate arbeitsunfähig. Die längste Arbeitsunfähigkeit betrug 21 Monate nach Oberarmreplantationen, die kürzeste 16 Tage nach Replantation eines Langfingers (Abb. 20).

Funktionelle Nachuntersuchungen

Es ist Unsinn, von erfolgreichen Replantationen in Form von Sensationsmeldungen über eine bis vor wenigen Jahren für unmöglich gehaltene Operation zu berichten, ohne die Spätergebnisse bezüglich Funktion und Brauchbarkeit zu berücksichtigen. Chen Chun-Wei (zit. nach [36]): „Survival without restoration of function is not success". Nach Lands-

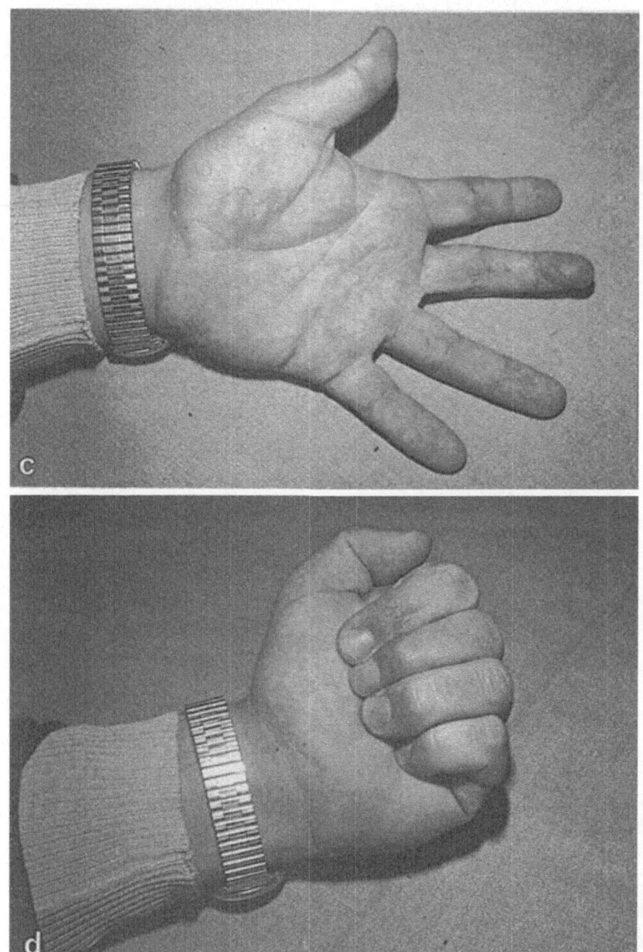

Abb. 20. c, d Funktionsaufnahmen 3 Monate nach Replantation (Dauer der Arbeitsunfähigkeit 16 Tage)

leitner [90] ist eine Replantation nur dann sinnvoll, wenn replantierte Gliedmaßen nicht zu störenden „Bioschmuckprothesen", sondern zu einem funktionsfähigen Organ werden. Auch Brug [24] ermahnt zur kritischen Indikationsstellung, „die nicht vom technisch Machbaren, sondern vom funktionell Sinnvollen und menschlich Zumutbaren bestimmt sein muß".

Von 64 Replantationen und Revaskularisationen, die von 1975 bis 1981 durchgeführt wurden, waren 57 bezüglich der Durchblutung erfolgreich; 52 konnten nachuntersucht werden (Tabelle 1).

Bei 4 von 46 nachuntersuchten Patienten wurden Mehrfachreplantationen vorgenommen. 1mal 1 Daumen und 3 Langfinger, 1mal 1 Daumen und 1 Langfinger, 2mal 2 Langfinger.

Tabelle 1. Zuordnung der funktionell nachuntersuchten Replantationen
und Revaskularisationen

Replantationen nach totaler Amputation:

Daumen	5
Langfinger	10
Unterarm	1
Oberarm	1
n =	17

Replantationen nach subtotaler Amputation:

Daumen	14
Langfinger	7
Unterarm	2
n =	23

Revaskularisationen:

Daumen	1
Langfinger	3
Hand	2
Unterarm	5
Oberarm	1
n =	12
n gesamt =	52[a]

[a] n gesamt = 52: Anzahl der nachuntersuchten replantierten bzw.
revaskularisierten Extremitätenanteile

Bei einem Patienten mit Amputation des Daumens und des Zeigefingers wurde das
Amputat des Zeigefingers auf den Stumpf des Daumens transplantiert (Abb. 21) [92].

Die funktionelle Nachuntersuchung fand im Durchschnitt 1,75 Jahre nach der Operation statt. Zu diesem Zweck wurde von uns ein Nachuntersuchungsbogen entworfen und
mit einem Wertungsschlüssel versehen (s. S. 32 und 33). Dieser Untersuchungsbogen umfaßt *Verletzungsart, funktionelle Beurteilung* und *Beschwerden* des Patienten. Die Gelenkfunktion wurde nach der von Debrunner [51] beschriebenen Neutral-0-Methode bestimmt.
Um reproduzierbare und vergleichbare Untersuchungsdaten zu erhalten, wurden die Ergebnisse der funktionellen Nachuntersuchung in eine Punktewertung übertragen. Hierbei
wurden die Untersuchungskriterien 1.–3. im Untersuchungbogen (Greiffunktion) bei voll-
ständigem Gelingen von Spitz- und Grobgriff bzw. einem Fingerkuppen-Hohlhandabstand
von weniger als 3,5 Zentimetern mit jeweils einem Punkt bewertet (s. S. 32). Für die aktive,
wie auch für die passive Gelenkfunktion wurden jeweils maximal 2 Punkte vergeben, wenn
der Bewegungsumfang des operierten Fingers mehr als 70% des Bewegungsumfanges gesunder Finger erreichte. Bei größerer Bewegungseinschränkung wurde entsprechend niedriger

Nachuntersuchungsbogen Handchirurgie

Name: Operationstag:
Geburtsdatum: Tag der Nachuntersuchung:
Alter:
Diagnose: . . . .
Operation: . . . .

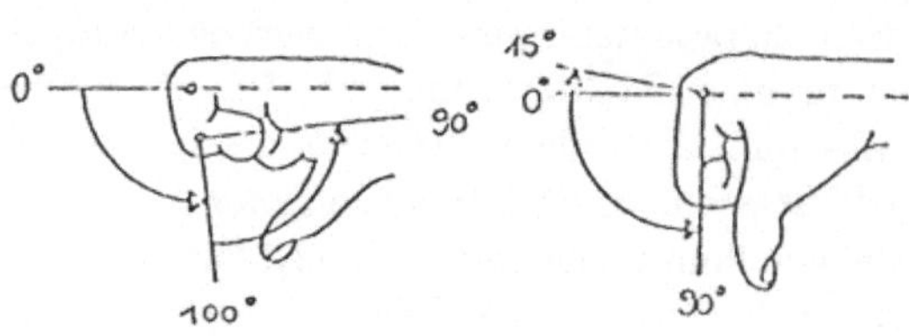

Verletzungsart

o Replantation bei totaler
  Amputation
  Amputationsart:
  o Guillotineamputation
  o Amputation mit örtlich
    begrenztem Trauma
  o Avulsionsamputation

o Replantation bei subtotaler
  Amputation
  Erhaltene Strukturen:
  o Knochen
  o Strecksehne
  o Beugesehne
  o Fingernerven
  o Haut

links   o Revaskularisation   rechts

Funktionelle Beurteilung

1. Spitzgriff:	zwischen Daumen und verletztem Finger	ja/nein	1
2. Grobgriff	Umfassen eines Gegenstandes mit Durchmesser 5 cm	ja/nein	1
3. Faustschluß:	Fingerkuppen-Hohlhandabstand des replantierten Fingers	kleiner 3,5 cm	1
4. Gelenkfunktion:	Bewegungsumfang der einzelnen Fingergelenke in der Sagittalebene (Wertung jeweils aktiv und passiv)		

	aktiv	passiv
Distales Interphalangealgelenk (DIP)	2 > 70% der Normalwerte	2
Proximales Interphalangealgelenk	1,5 > 50% der Normalwerte	1,5
(PIP) bzw. IP beim Daumen	1 > 30% der Normalwerte	1
Metakarpophalangealgelenk (MP)	0,5 > 10% der Normalwerte	0,5

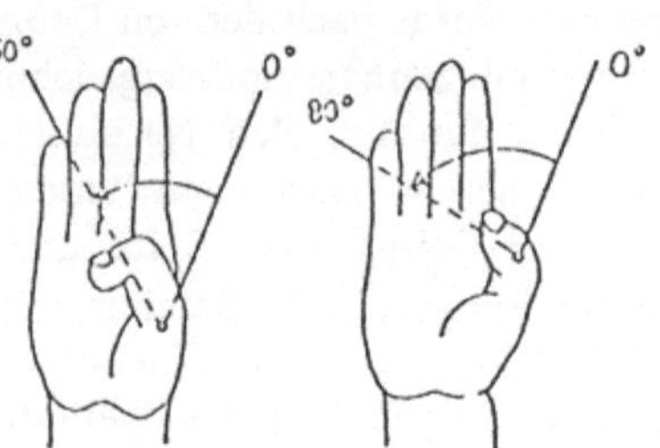

5. Sensibilität
   Zweipunktediskriminationsvermögen (2PD)   kleiner 20 mm   0,5
   Unterscheidungsvermögen: spitz-stumpf   ja/nein   0,5
                                   glatt-rauh   ja/nein   0,5
                                   warm-kalt   ja/nein   0,5

6. Muskelkraft   volle Kraft   o   2
                                                     o   1,5
                        halbe Kraft   o   1
                                                     o   0,5
                        keine Beweglichkeit   o   0

7. Beruf
   alter Beruf   o   2
   Umschulung   o   1
   nur gelegentliche Arbeit   o   0,5
   keine aktive Funktion   o   0

   Berufsunfähigkeit   . . . . . . Monate

8. Brauchbarkeit   im Beruf   im täglichen Leben
                        2   o voll   o   2
                        1   o mäßig   o   1
                        0,5   o schlecht   o ·   0,5
                        0   o gar nicht   o   0

Beschwerden

Ständige Schmerzen   ja / nein
Schmerzen nach längerer Arbeit   ja / nein
Kälteempfindlichkeit   ja / nein
Wetterfühligkeit   ja / nein
Anschwellen des Fingers   ja / nein

Sonstige Beschwerden: . . . .
                        . . . .
                        . . . .

Der Patient würde die Replantation wieder wünschen   ja / nein
wenn ja, aus funktionellen und ästhetischen Gründen   o
        nur aus funktionellen Gründen   o
        nur aus ästhetischen Gründen   o

Wertungsschlüssel:

unter   5   Punkte: ungenügend
größer/gleich   5–6,5   Punkte: mäßig
größer/gleich   7–9,5   Punkte: gut
größer/gleich   10   Punkte: sehr gut

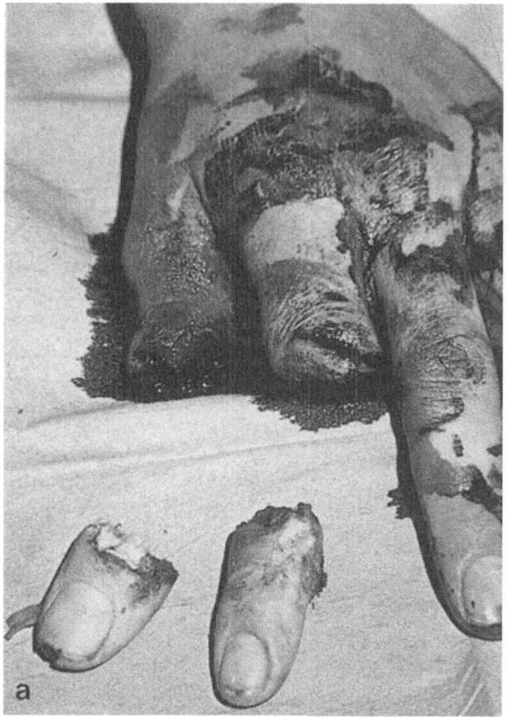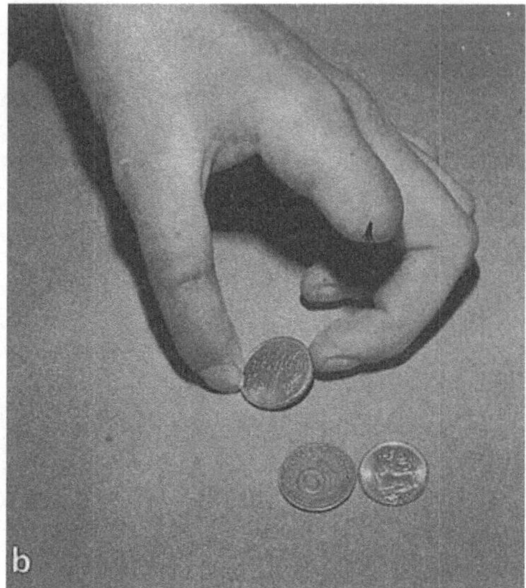

Abb. 21. a Amputation des Daumens im Endgelenk und des Zeigefingers im Mittelgelenk.
b Sensibles Greifen ist durch Transplantation des Zeigefingeramputats auf den Daumenstumpf wieder möglich

bewertet. Die Untersuchungspunkte „Sensibilität", „Muskelkraft" und „Auswirkungen auf den Beruf" wurden ebenfalls mit jeweils maximal 2 Punkten bewertet; ebenso die „Brauchbarkeit im Beruf" und im „täglichen Leben". Insgesamt können somit 17 Punkte erreicht werden.

Ergebnisse der funktionellen Nachuntersuchung

Zur Beurteilung der Funktionswiederherstellung ist ein differenziertes Bewertungssystem notwendig, welches objektive und subjektive Kriterien umfassen sollte. Dieser Forderung wurde bei der Ausarbeitung und Auswertung unseres Nachuntersuchungsbogens Rechnung getragen. Bei den Hand-, Unterarm- und Oberarmamputationen und Verletzungen wurden alle Finger untersucht und die Ergebnisse zusammengefaßt.

Greiffunktion

Unter dieser Rubrik wurden Spitzgriff (zwischen Daumen und verletztem Finger), Grobgriff (Umfassen eines Gegenstandes mit Durchmesser 5 cm) und Faustschluß (Fingerkuppen-Hohlhandabstand des replantierten Fingers, zusammengefaßt. Der Faustschluß wurde
als ausreichend erachtet, wenn der Fingerkuppen-Hohlhandabstand weniger als 3,5 cm
betrug.

Tabelle 2. Erfolgreiche Durchführung von Spitzgriff, Grobgriff und Faustschluß
(in % je Gruppe)

	Spitzgriff	Grobgriff	Faustschluß
Replantation nach totaler Amputation	88,24	70,59	47,06
Replantation nach subtotaler Amputation	78,26	60,87	65,22
Revaskularisationen	91,67	83,33	74,00

Graphische Darstellung von Spitzgriff, Grobgriff und Faustschluß (erfolgreiche Durchführung in % der 3 Hauptgruppen) (Abb. 22).

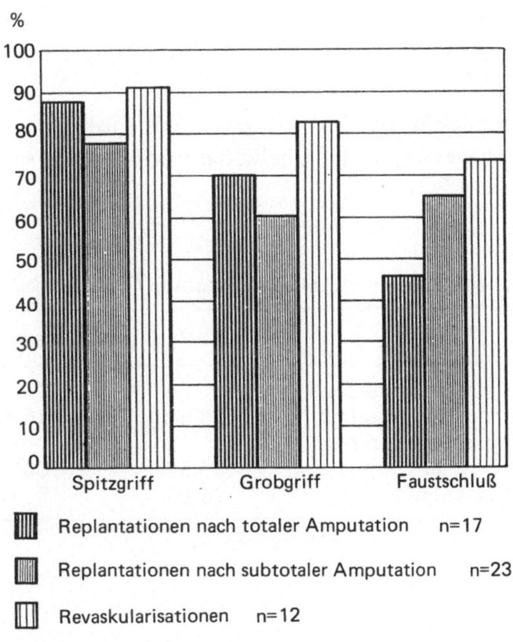

Abb. 22. Graphische Darstellung von Spitzgriff, Grobgriff und Faustschluß

Gelenkfunktion

Die Gelenkfunktion wurde nach der Neutral-0-Methode in allen Gelenken der Finger sowohl aktiv als auch passiv geprüft (Abb. 23 u. 24).

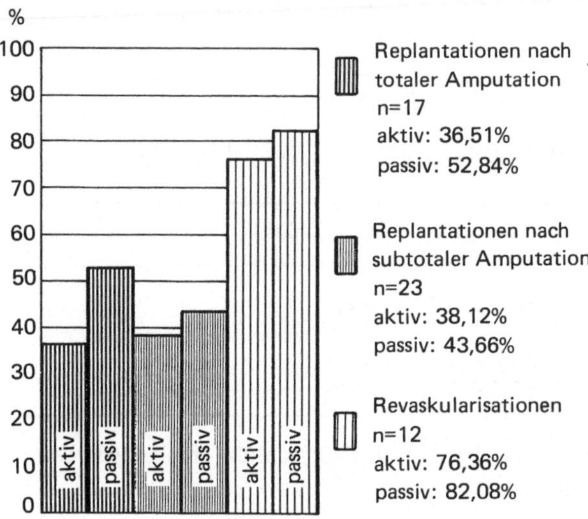

Abb. 23. Graphische Darstellung der Gelenkfunktion

Sensibilität

Untersucht wurden das Zweipunktediskriminationsvermögen (2PD) und das Unterscheidungsvermögen der Qualitäten warm − kalt, spitz − stumpf und glatt − rauh (Tabelle 3 u. Abb. 25).

Tabelle 3. Sensibilität der einzelnen Gruppen in %

	2PD 20 mm	warm − kalt	spitz − stumpf	glatt − rauh
Replantationen nach totaler Amputation	58,82	76,47	70,59	70,59
Replantationen nach subtotaler Amputation	56,52	100	86,96	73,91
Revaskularisationen	75,0	91,67	83,33	83,33

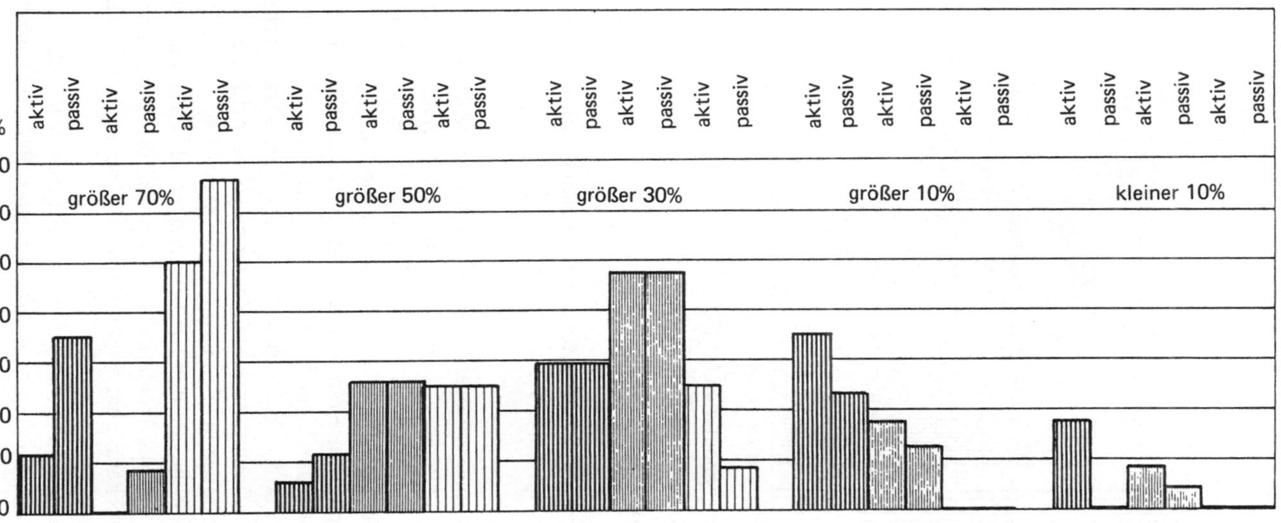

	größer 70%	größer 50%	größer 30%	größer 10%	kleiner 10%
Replantationen nach totaler Amputation	aktiv: 11,76 passiv: 35,29	aktiv: 5,88 passiv: 11,76	aktiv: 29,41 passiv: 29,41	aktiv: 35,29 passiv: 23,53	aktiv: 17,65 passiv: 0,0
Replantationen nach subtotaler Amputation	aktiv: 0,0 passiv: 8,70	aktiv: 26,09 passiv: 26,09	aktiv: 47,83 passiv: 47,83	aktiv: 17,39 passiv: 13,04	aktiv: 8,70 passiv: 4,35
Revaskularisationen	aktiv: 50,0 passiv: 66,67	aktiv: 25,0 passiv: 25,0	aktiv: 25,0 passiv: 8,33	aktiv: 0,0 passiv: 0,0	aktiv: 0,0 passiv: 0,0

Abb. 24. Darstellung der Einzelergebnisse in % je Gruppe

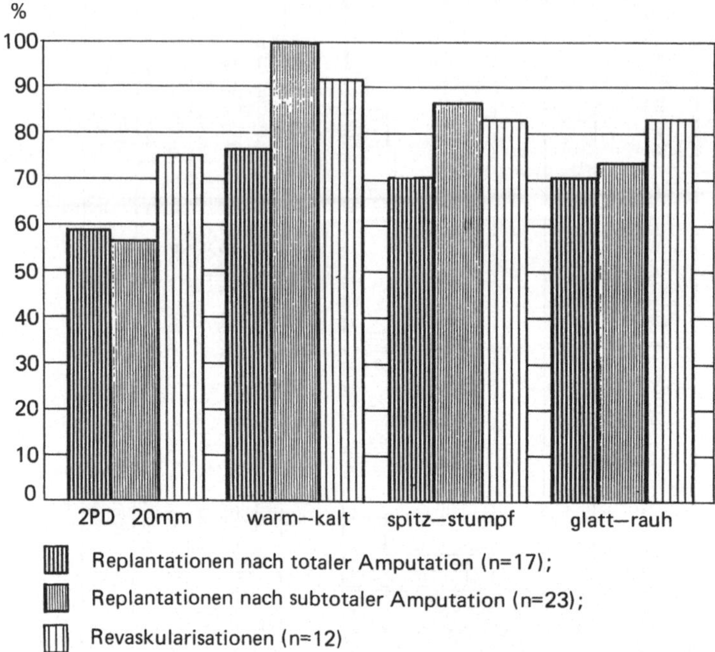

Replantationen nach totaler Amputation (n=17);

Replantationen nach subtotaler Amputation (n=23);

Revaskularisationen (n=12)

Abb. 25. Graphische Darstellung der Sensibilität der einzelnen Gruppen in %

Das Zweipunktediskriminationsvermögen, d.h. die kürzeste Distanz, in der noch die Berührung zweier getrennt voneinander gesetzter Reize wahrzunehmen ist, wurde entsprechend den Empfehlungen von Buck-Gramcko [27] geprüft. Bei der Auswertung zeigte sich praktisch kein Unterschied zwischen Replantationen bei totalen und bei subtotalen Amputationen, jedoch natürlicherweise ein gering schlechteres Ergebnis als bei den Revaskularisationen, da bei Ihnen zuweilen keine Nervenschädigung vorliegt.

In den übrigen Qualitäten warm — kalt, spitz — stumpf, glatt — rauh schnitten die Replantationen nach Totalamputationen etwas schlechter ab als die beiden anderen Gruppen, jedoch lagen die positiven Ergebnisse in allen Gruppen bei über 70%.

Bezüglich der Amputationshöhe stellten Gelbermann et al. [64] fest, je distaler die Amputation war, desto besser ist die Wiederkehr der Sensibilität. Dies entspricht unseren Nachuntersuchungsergebnissen, kann aber wegen der relativ geringen Zahl an Großreplantationen nicht gesichert werden.

Insgesamt kann man davon ausgehen, daß durch die weitgehende Rückkehr von Schmerz-, Berührungs- und Temperaturempfindung, von nahezu allen Patienten eine gute Schutzsensibilität der replantierten Extremitätenanteile erreicht wird.

Muskelkraft

Die Muskelkraft der operierten Finger wurde im Vergleich zu der der Finger der gesamten Hand gemessen. Interessanterweise stimmte die subjektive Beurteilung der Kraft mit den Meßwerten weitgehend überein (Tabelle 4 u. Abb. 26).

Tabelle 4. Muskelkraft in %

	volle Kraft	voll-halb	halbe Kraft	halbe-keine	keine
Replantationen nach totaler Amputation	17,65	17,75	41,18	17,65	5,88
Replantationen nach subtotaler Amputation	4,35	21,74	30,43	39,13	4,35
Revaskularisationen	25,0	25,0	33,33	16,67	0

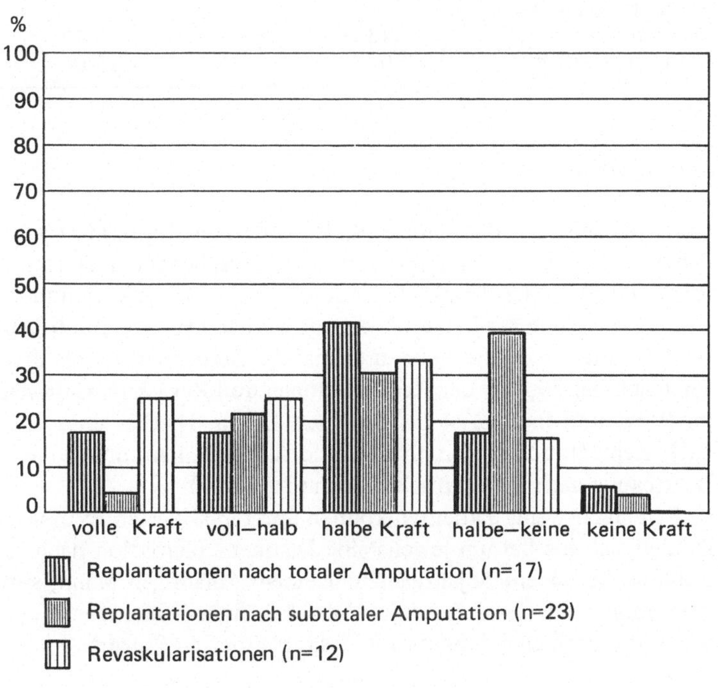

Abb. 26. Graphische Darstellung der Muskelkraft in %

Tabelle 5. Brauchbarkeit der verletzten Extremität im Beruf (prozentuale Häufigkeit der Wertungen je Gruppe)

	voll	mäßig	schlecht	gar nicht
Replantationen nach totaler Amputation	17,65	41,18	23,53	17,65
Replantationen nach subtotaler Amputation	17,39	43,48	34,78	4,35
Revaskularisationen	33,33	25,0	41,67	0

Tabelle 6. Brauchbarkeit der verletzten Extremität im täglichen Leben (prozentuale Häufigkeit der Wertungen je Gruppe)

	voll	mäßig	schlecht	gar nicht
Replantationen nach totaler Amputation	17,75	52,94	17,65	11,76
Replantationen nach subtotaler Amputation	30,43	34,78	30,43	4,35
Revaskularisationen	50,0	25,0	25,0	0

Brauchbarkeit

Das Kriterium der Brauchbarkeit der verletzten Extremität sowohl im Beruf als auch im täglichen Leben ist sicherlich von ausschlaggebender Bedeutung für die Beurteilung eines Replantations- oder Revaskularisationserfolges. Selbstverständlich kann hier nur die subjektive Einschätzung des Patienten erfragt werden (Tabelle 5 u. 6; Abb. 27).

Betrachtet man die volle und mäßige Brauchbarkeit als erfolgreiches Ergebnis, dann zeigt sich bei 59,34% der Replantationen und Revaskularisationen eine gute Brauchbarkeit im Beruf und in 70,27% im täglichen Leben. Hierbei unterscheidet sich die Beurteilung nach Replantationen von totalen und subtotalen Amputationen nicht wesentlich von der Beurteilung nach Revaskularisationen (Tabelle 7).

Erfreulich wenig Patienten können ihre replantierten Extremitäten nicht gebrauchen. Es handelt sich hierbei um jeweils eine Daumenreplantation nach totaler und subtotaler Amputation bei einem 58jährigen und einem 50jährigen Mann, sowie um eine Langfingerreplantation nach totaler Amputation bei einer 46jährigen Frau. Keiner der 3 Patienten wünscht jedoch eine Amputation des replantierten Fingers.

Auswirkungen auf den Beruf

Die Wiederherstellung der Arbeitsfähigkeit ist sicherlich ein wesentliches Erfolgskriterium bei der Replantation abgetrennter Gliedmaßenteile. Im günstigsten Fall kann sogar der alte Beruf weiterhin ausgeübt werden. Im vorliegenden Patientengut ergab sich folgende Verteilung der Berufssituation nach gelungener Replantation oder Revaskularisation (Tabelle 8).

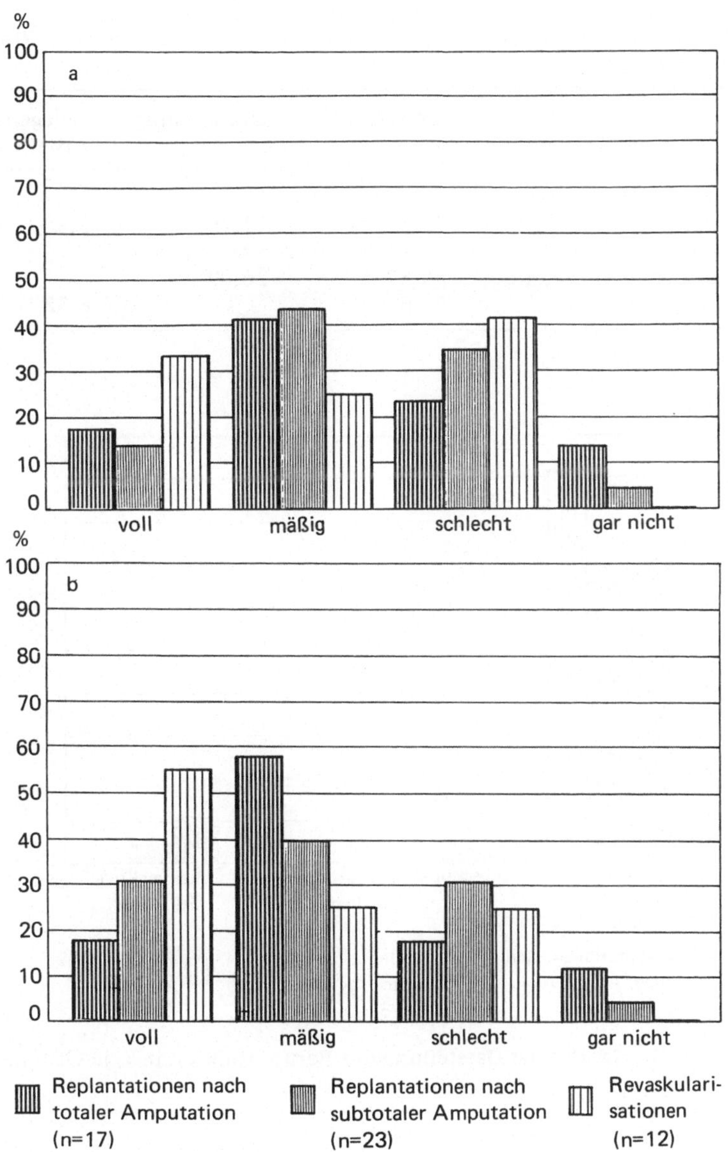

Abb. 27. a Brauchbarkeit im Beruf, **b** Brauchbarkeit im täglichen Leben

Tabelle 7. Gute Brauchbarkeit (in %)

	Im Beruf	Im täglichen Leben
Replantationen nach totalen Amputationen	58,83	70,59
Replantationen nach subtotalen Amputationen	60,87	65,21
Revaskularisationen	58,33	75,0

42

Tabelle 8. Berufssituation nach gelungener Replantation oder Revaskularisation (in % je Gruppe)

	Alter Beruf	Umschulung	Gelegentliche Arbeiten	Keine aktive Funktion
Replantationen nach totaler Amputation	70,59	11,76	5,88	11,76
Replantationen nach subtotaler Amputation	69,57	26,09	–	4,35
Revaskularisationen	91,67	–	8,33	–

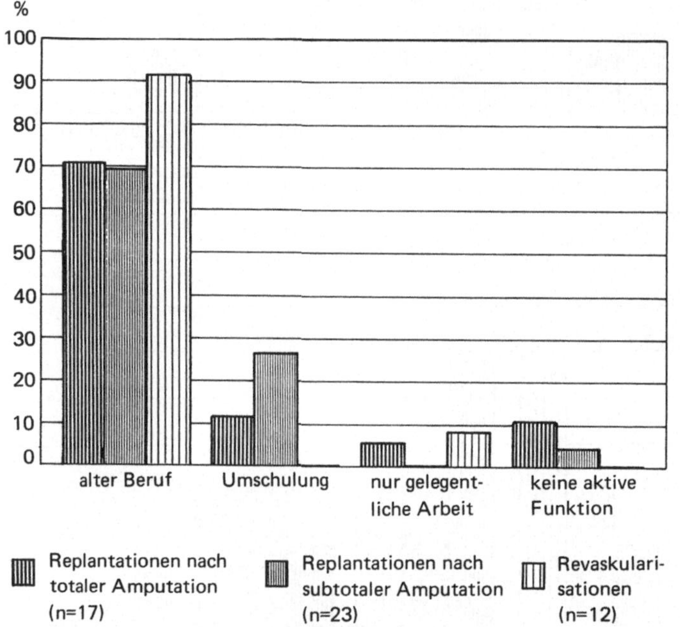

Abb. 28. Graphische Darstellung der Berufssituation in % je Gruppe

70% aller Patienten mit Amputationen und Replantationen von Gliedmaßen können ihren alten Beruf wieder ausüben. Der Prozentsatz ist bei totalen und subtotalen Amputationen und deren Replantation gleich.

Beschwerden

Unter diesem Überbegriff werden ständige Schmerzen, Schmerzen nach Arbeit, Kälteempfindlichkeit, Wetterfühligkeit und Anschwellen der Extremität erfragt (Tabelle 9 u. Abb. 29).

Tabelle 9. Beschwerden in % je Gruppe

	Replantationen nach totaler Amputation	Replantationen nach subtotaler Amputation	Revaskularisationen
Ständige Schmerzen	17,65	–	–
Schmerzen nach Arbeit	64,71	43,48	33,33
Kälteempfindlichkeit	58,82	82,61	75,0
Wetterfühligkeit	52,94	65,22	25,0
Anschwellen	23,53	26,09	16,67

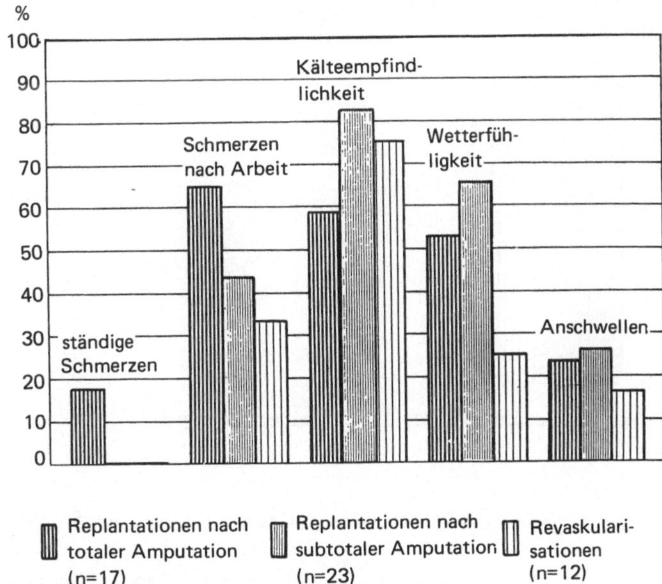

Abb. 29. Graphische Darstellung der Beschwerden in % je Gruppe

Über ständige Schmerzen klagten lediglich 3 Patienten aus der Gruppe der Replantationen nach Totalamputationen. Es handelt sich hierbei um 2 Replantationen des linken Daumens und 1 Oberarmreplantation. Eine Daumenreplantation wurde bei einem 60jährigen Patienten durchgeführt, der in der Nachbehandlungsphase wenig Kooperationswillen zeigte, bei der anderen Daumenreplantation wurden mehrere Nachoperationen notwendig. Bei der Oberarmreplantation lag eine Ausrißverletzung mit Wurzelschädigung und chronischem Deafferentierungsschmerzsyndrom vor.

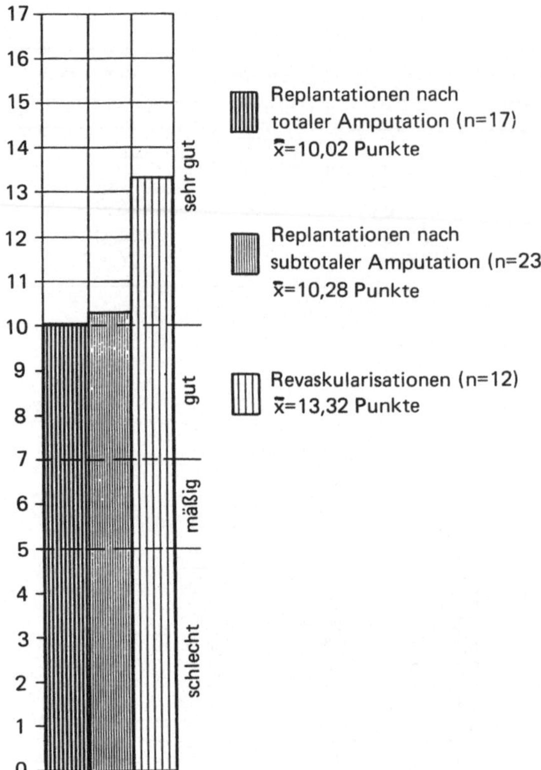

Abb. 30. Gesamtresultat der einzelnen Gruppen

Gesamtergebnis und Diskussion der funktionellen Nachuntersuchung

Legt man den Wertungsschlüssel von S. 32 bis 33 zugrunde, so ergibt sich bei 17 möglichen Punkten folgendes Gesamtresultat der einzelnen Gruppen (durchschnittlich erreichte Punktzahl) (Abb. 30):

Die Replantationen nach totaler bzw. subtotaler Amputation erreichen im Mittel jeweils das Gesamtergebnis von gerade noch „sehr gut", die Revaskularisationen die Wertung „sehr gut".

Auffällig ist, daß das Gesamtergebnis der Replantationen nach totalen Amputationen gleich dem der Replantationen nach subtotalen Amputationen ist.

Die Gesamtwertung der einzelnen Gruppen setzt sich aus folgenden Einzelergebnissen zusammen:

Replantationen nach totaler Amputation (n = 17):

11mal	(64,71%)	„sehr gut"
2mal	(11,76%)	„gut"
2mal	(11,76%)	„mäßig"
2mal	(11,76%)	„schlecht"

Replantationen nach subtotaler Amputation (n = 23):
14mal   (60,87%)   „sehr gut"
5mal   (21,74%)   „gut"
3mal   (13,04%)   „mäßig"
1mal   (4,35%)   „schlecht"
Revaskularisationen (n = 12):
10mal   (83,33%)   „sehr gut"
2mal   (16,67%)   „gut"
keinmal   —   „mäßig"
keinmal   —   „schlecht"

Um die Untersuchungsergebnisse mit der Einschätzung von Seiten der Patienten vergleichen zu können, wurden diese befragt, ob und aus welchen Gründen sie in der gleichen Situation der Replantation bzw. der Revaskularisation nochmals zustimmen würden. Die folgenden Antwortspalten entsprechen der Reihenfolge Replantationen nach totaler Amputation (n = 17), Replantationen nach subtotaler Amputation (n = 23) und Revaskularisationen (n = 12) (Tabelle 10).

Zusammenfassend kann man den Ergebnissen einer Untersuchung von MacLeod et al. [103] insofern zustimmen, daß praktisch alle replantierten Finger in ihrer Bewegungsmöglichkeit und Sensibilität eingeschränkt sind, jedoch durchaus Greifbewegungen schmerzlos durchführen können.

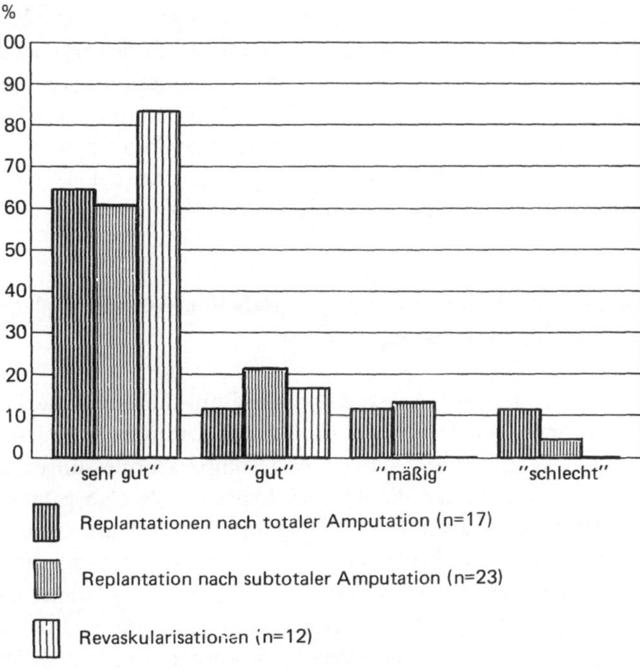

Abb. 31. Darstellung der Einzelergebnisse in % je Gruppe

Tabelle 10. Patientenbefragung

	n = 17	n = 23	n = 12
Würde zustimmen	14	23	11
Würde nicht zustimmen	3	–	1
Wenn ja, aus folgenden Gründen:			
funktionell und ästhetisch	12	22	11
Nur funktionell	1	1	–
Nur ästhetisch	1	–	–

Gelenkfunktion, Sensibilität und Muskelkraft erlauben in den meisten Fällen eine zufriedenstellende Brauchbarkeit sowohl im Beruf wie im täglichen Leben. Erfreulich gut sind die Resultate in bezug auf die Berufs- und Arbeitsfähigkeit der Patienten. Die auftretenden Beschwerden können unter Umständen durch eine weitere Verfeinerung und Perfektionierung mikrochirurgischer Operationstechniken reduziert werden.

Die Lokalisation der Amputation wird jedoch weiterhin eine entscheidende Rolle für die Prognose des funktionellen Ergebnisses einer Replantation spielen. Bei hohen Amputationen, etwa im Bereich des Oberarmes, besteht nach Buck-Gramcko [28] die Gefahr ischämischer Muskel- und Nervenschäden, wobei die langsame Nervenregeneration Muskelfibrosen und Gelenkversteifungen begünstigt.

Bei Amputationsverletzungen im Bereich der Finger beeinflussen die Verletzungsart und eine eventuelle Gelenkbeteiligung das funktionelle Endergebnis entscheidend.

Sicherlich sind für das endgültige Gelingen einer Replantation auch die krankengymnastischen Nachbehandlungsmöglichkeiten nach der Entlassung aus der Klinik, eine gewissenhafte Langzeitbetreuung, eine kompromißlose positive Einstellung des Patienten, basierend auf dem Kooperationswillen und dem Kooperationsvermögen entscheidend [93].

Insgesamt rechtfertigen die vorliegenden Ergebnisse in jedem Fall den hohen personellen und finanziellen Aufwand der Mikrochirurgie bei der Versorgung von Verletzungen und Amputationen im Bereich der Extremitäten.

Apparative Nachuntersuchung mittels Venenverschlußplethysmographie und Temperaturmessung

Um nicht nur eine Aussage über die Funktion replantierter Extremitätenabschnitte treffen zu können, sondern auch die Durchblutungsverhältnisse beurteilen zu können, wurden apparative Blutflußmessungen und Temperaturmessungen durchgeführt.

Zunächst wurden die im angiologischen Bereich gebräuchlichen Geräte zur apparativen Blutflußmessung auf ihre Eignung und Anwendbarkeit untersucht:

Die elektronisch verstärkte Oszillographie, welche pulsatorische Druck- und Volumenschwankungen einer Extremität registriert, und somit eine grobe Analyse der Pulsform erlaubt, ist aufgrund der luftgefüllten Manschetten, die als Abnehmersystem dienen, im Bereich der Akren ungeeignet. Außerdem vermag diese Methode nur Reaktionen der großen und mittleren Arterien zu erfassen, nicht jedoch die der kleinen Arterien und der Endstrombahn.

Die Rheographie stellt über die Registrierung von Widerstandsänderungen die pulsatorischen Füllungsschwankungen der Gefäßperipherie dar. Da bei dieser Methode der gesamte, zwischen den Elektroden liegende Gefäßquerschnitt seinen Ausdruck in der Volumenpulskurve findet, werden nach Schmidbauer u. Schreiber [137] nicht nur große und mittlere Arterien, sondern auch Arteriolen erfaßt. Eine differenzierte Auswertung der einzelnen Kurvenparameter liefert Aufschlüsse über Wandbeschaffenheit und Reaktionsfähigkeit der peripheren Strombahn. Jedoch ist auch hier aufgrund der breiten Metallbandelektroden eine Anwendung am Finger nicht möglich.

Die Ultraschall-Doppler-Sonde wird schon seit längerer Zeit erfolgreich in der Angiologie eingesetzt. Vor allem die Bestimmung sog. instantaner Strömungsgeschwindigkeitsprofile mit mehrkanaligen gepulsten Doppler-Ultraschall-Geräten ermöglicht nach Brunner [26] eine differenzierte Beurteilung einzelner Arterien. Inwieweit diese Methode an replantierten Fingern anwendbar ist, bedarf weiterer Untersuchungen.

Am geeignetsten erschien uns die Venenverschlußplethysmographie, da sie als quantitative und beliebig oft reproduzierbare Methode Aussagen über den Durchblutungsablauf peripherer Gliedmaßenabschnitte ermöglicht. Die Entwicklung der „strain gauge"-Plethysmographie mit kleinen, quecksilbergefüllten Dehnungsmeßstreifen ermöglicht sogar eine Messung am Fingerendglied. Die einzelnen Meßparameter erlauben eine differenzierte Beurteilung nicht nur der arteriellen, sondern auch der venösen Durchblutung, die gerade bei Fingerreplantationen von ausschlaggebender Bedeutung ist, da diese für die meisten postoperativen Komplikationen verantwortlich gemacht werden muß. Wenn auch die Messung der „reaktiven Hyperämie" nach kurzzeitiger vollständiger Unterbrechung der Blutzirkulation an replantierten Fingern in der unmittelbar postoperativen Phase aufgrund des notwendigen hohen Staudrucks nicht durchführbar erscheint, so kann doch mit Hilfe der Meßkriterien „Ruhedurchblutung", „maximale venöse Kapazität" und „maximaler venöser Rückfluß" auf überaus schonende Weise die quantitative Leistungsfähigkeit der Durchblutung beurteilt werden.

Mit Hilfe dieser Meßparameter wurden Replantationen und Revaskularisationen nachuntersucht, weiterhin werden erste Erfahrungen der unmittelbar postoperativen Überwachung replantierter Finger mittels der „strain gauge"-Venenverschlußplethysmographie aufgezeichnet. Ergänzend wurden in einer zweiten Gruppe von replantierten und revaskularisierten Gliedmaßen Temperaturmessungen durchgeführt.

Patientengut

Insgesamt wurden mittels Venenschlußplethysmographie und Temperaturmessung 48 Patienten mit 53 Replantationen und Revaskularisationen untersucht (n: Anzahl der von der Verletzung betroffenen Finger).

Replantation nach totaler Amputation (Patienten: 15, n = 25):

Daumen	4
Langfinger	11
Unterarm	1
Oberarm	1

Replantationen nach subtotaler Amputation (Patienten: 21, n = 36):

Daumen	14
Langfinger	7
Unterarm	2
Unterschenkel	1

Revaskularisationen (Patienten: 12, n = 43):

Daumen	1
Langfinger	3
Hand	2
Unterarm	5
Oberarm	1

Zuordnung der Patienten

Venenverschlußplethysmographische Nachuntersuchung (n: Anzahl der von der Verletzung betroffenen Finger):

Replantation nach totaler Amputation (Patienten: 7, n = 7):

Daumen	2
Langfinger	5

Replantation nach subtotaler Amputation (Patienten: 8, n = 11):

Daumen	6
Langfinger	5

Revaskularisationen (Patienten: 5, n = 16):

Langfinger	2
Hand	2
Unterarm	1

In der Gruppe der „Replantationen nach totaler Amputation" wurde bei einem Patienten nach einer Amputation von Daumen und Zeigefinger eine Transposition des Zeigefingeramputates auf den verbliebenen Daumenstumpf vorgenommen. Dieser Fall wird bei den Darstellungen der Ergebnisse von Blutdruck- und Blutflußmessungen gesondert aufgeführt.

Nachuntersuchung mittels Temperaturmessung (n : Anzahl der von der Verletzung betroffenen Finger):

Replantationen nach totaler Amputation (Patienten: 8, n = 18):

Daumen	2
Langfinger	6
Unterarm	1
Oberarm	1

Replantationen nach subtotaler Amputation (Patienten: 13, n = 25):

Daumen	8
Langfinger	2
Unterarm	2
Unterschenkel	1

Revaskularisationen (Patienten: 7, n = 27):

Daumen	1
Langfinger	1
Unterarm	4
Oberarm	1

Venenverschlußplethysmographische Untersuchung

Bei den Patienten wurde zunächst die Fingerdurchblutung mit dem Venenverschlußplethysmographen gemessen. Dabei wurden die einzelnen Meßparameter in der Reihenfolge:

— *arterielle Ruhedurchblutung,*

— *maximale venöse Kapazität, und*

— *maximaler venöser Rückfluß*

bestimmt.

Danach wurden der systolische Arm- und Fingerblutdruck plethysmographisch ermittelt. Sämtliche Messungen wurden im Seitenvergleich durchgeführt.

Zur Durchführung der Untersuchungen wurde der „strain gauge"-Plethysmograph SP2 der Firma Medimatic verwendet. Es handelt sich hierbei um ein Zweikanalgerät mit integriertem Schreiber, das eine gleichzeitige Messung und Registrierung an 2 verschiedenen Meßpunkten erlaubt. Das Gerät besitzt pneumatische Staumanschetten für Finger und Zehen, bzw. Arme und Beine, die über ein eingebautes Luftreservoir automatisch gefüllt und entleert werden können. Die quecksilbergefüllten „strain gauge"-Dehnungsmeßstreifen sind ebenfalls in verschiedenen Längen vorhanden und ermöglichen somit Durchblutungsmessungen an allen peripheren Extremitätenabschnitten. Eine automatische Registrierung des jeweiligen Manschettendruckes durch den Schreiber erlaubt zusätzlich eine Messung des systolischen Blutdruckes.

Grundlagen der Strain-Gauge-Venenverschlußplethysmographie

Mit der Venenverschlußplethysmographie können die distalen Durchblutungsverhältnisse sowohl im arteriellen, wie im venösen Schenkel quantifiziert werden. Grundlage der Messungen ist eine venöse Okklusion, die proximal des zu untersuchenden Gliedmaßenabschnittes mittels einer mit einem Druckreservoir verbundenen Staumanschette erzeugt wird. Wie Caleya et al. [38] beschreiben, führt ein schlagartiges Aufpumpen dieser Manschette auf einen subdiastolischen Druck zu einer Blockierung des venösen Rückstromes, wobei der arterielle Einstrom zunächst nicht behindert wird. Die daraus resultierende Volumenzunahme der Extremität, die dem arteriellen Einstrom proportional ist, kann über die Messung des Kreisumfanges quantitativ bestimmt werden. Dazu wird vor Beginn der venösen Stauung über dem größten Weichteilumfang der zu messenden Extremität ein quecksilbergefüllter Dehnungsmeßstreifen angelegt, dessen, durch die Querschnittzunahme der venös gestauten Extremität bedingte, Widerstandsänderung über eine elektrische Brückenschaltung (Wheatstone-Brücke) gemessen wird. Dabei ist nach Kappert [82] der die Brücke durchfließende Strom dem Widerstand der Quecksilbersäule, bzw. deren Länge proportional.

Die Volumenzunahme erfolgt während der ersten Sekunden nach Anlegen der venösen Okklusion am schnellsten, da zu diesem Zeitpunkt der venöse Füllungsdruck sowie der Gewebsgegendruck den arteriellen Einstrom noch nicht behindern. In diesem Zeitraum kann der arterielle Einstrom, der sich in der Schreiberkurve als positive Ablenkung aus der Basislinie darstellt, quantitativ bestimmt werden. Er wird als arterielle Ruhedurchblutung (arterial flow) bezeichnet.

Nach Caleya et al. [38] muß, um Meßfehler zu vermeiden, einerseits der Ausgangsvenendruck durch Hochlagern der betreffenden Extremitäten niedrig gehalten werden und andererseits durch entsprechende Lagerung eine entspannte Haltung aller Gewebe gewährleistet sein, um der Volumenzunahme einen möglichst geringen Dehnungswiderstand entgegenzusetzen. Die Schwellfähigkeit der untersuchten Extremität darf daher nicht durch Ödeme, postthrombotische oder entzündliche Indurationen behindert sein [82].

Ruhedurchblutung des Fingers

Zunächst mußten die Patienten 15 min auf einer Liege im Untersuchungsraum ruhen wobei versucht wurde, die Raumtemperatur während der gesamten Meßreihe bei 27°C konstant zu halten. Die Staumanschetten wurden jeweils am linken und rechten Unterarm über den größten Querschnitt angelegt. Anschließend wurden die Widerstandsmeßstreifen am Fingerendglied des operierten Fingers und des entsprechenden Fingers der anderen Hand so angelegt, daß der Übergang zwischen Meßgummi und Kabel auf den Nagel zu liegen kam. Dabei wurde darauf geachtet, daß die Meßstreifen nicht mehr als 10% gedehnt wurden. Arme und Hände wurden in entspannter Lage mit Schaumgummi unterpolstert, um eine Lagerung der Finger in Herzhöhe zu erreichen. Unmittelbar vor Beginn der Messung wurde das venöse Blut durch Ausdrücken der Finger verdrängt. Zeigten die Schreiberkurven konstante Basislinien, wurde die venöse Okklusion durch schlagartiges Aufpumpen der Staumanschetten auf 50 mmHg (6,7 kPa) angelegt. Die Schreiber zeigten jetzt eine positive Auslenkung, deren Steilheit dem arteriellen Einstrom proportional ist. Kappert [82] beschreibt, daß es bei Stauungsbeginn reaktiv zu einer kurzfristigen Umfangsverminderung der Extremität kommen kann, indem die venöse Blockierung im arteriellen System unter Umständen eine kurze Strömungsabnahme bewirkt.

Zur Auswertung wird an den akuten Anstieg der Kurve, der direkt nach dem Füllen der Manschette entsteht, eine Tangente angelegt. Für die Berechnung werden 2 korrespondierende Werte des Volumenanstieges und der Zeitbasis gesucht, wobei die Volumenskala durch einen elektrischen Eichimpuls bestimmt ist. Die Höhe dieses Eichimpulses entspricht einer Volumenzunahme von 1% im Bereich des Untersuchungsgebietes, d.h. 1 ml/100 ml [150].

Die Zeitskala ergibt sich aus der Papiergeschwindigkeit. Die Volumenzunahme bzw. der arterielle Einstrom wird in Prozent pro Zeiteinheit (ml Blut/100 ml Gewebe/min) ausgedrückt.

Maximale venöse Kapazität des Fingers

Mit zunehmender venöser Okklusionsdauer nimmt der intravasale Venendruck zu, der anfangs steile Anstieg der Schreiberkurve wird flacher und läuft schließlich in ein Plateau ein. Der arterielle Druck einerseits, sowie der Gewebsgegendruck andererseits befinden sich jetzt im Gleichgewicht. Dieser Zustand wird als „Maximale venöse Kapazität" (vein capacity) bezeichnet und ist ebenfalls quantifizierbar. Hierzu wurd der vertikale Abstand zwischen Kurvenplateau und Basislinie gemessen und durch den Eichausschlag dividiert. Die Venenkapazität wird als prozentuale Volumenzunahme im Untersuchungsgebiet (ml Blut/100 ml Gewebe) angegeben [150].

Maximaler venöser Rückfluß des Fingers

Wird die venöse Okklusion anschließend durch schnelles Ablassen des Druckes aus der Staumanschette schlagartig aufgehoben, so kann der „Maximale venöse Rückfluß" (venous flow) bestimmt werden. Die Schreiberkurve zeigt dabei einen zunächst steilen Abfall aus der Plateaulinie, der dann langsam in die Basislinie einläuft. Die Berechnung erfolgt durch Anlegen einer Tangente an den steilsten Kurvenabfall und durch das Aufsuchen zweier korrespondierender Werte auf der Volumenzeitskala. Die Volumenskala wird hier durch eine in der Plateauphase der Kurve geschriebene elektrische Eichmarke definiert, welche einer Volumenabnahme von 1%, d.h. 1 ml/100 ml entspricht. Der maximale venöse Rückfluß wird ähnlich der arteriellen Ruhedurchblutung als prozentuale Volumenabnahme pro Zeiteinheit (ml Blut/100 ml Gewebe/min) angegeben.

Systolischer Fingerblutdruck

Nach einer kurzen Ruhepause wurden die Staumanschetten an den Unterarmen entfernt und durch spezielle Fingerstaumanschetten ersetzt, welche jeweils am Grundglied der korrespondierenden Finger faltenfrei angelegt wurden. Die Lage der Meßmanschetten wurde beibehalten. Bei konstant verlaufenden Schreiberkurven wurden die Staumanschetten schlagartig auf einen suprasystolischen Wert von etwa 200 mm Hg (26,7 kPa) aufgepumpt, so daß der arterielle Einstrom unterbrochen wurde. Gleichzeitig wurde der langsame Druckablaß (etwa 2 mm Hg/s; 0,3 kPa/s) betätigt. Das Gerät markiert automatisch alle 10 mm Hg (1,3 kPa) die Schreiberkurve durch eine Zacke, wodurch die Auswertung wesentlich erleichtert wird. Unterschreitet der sinkende Manschettendruck den systolischen Blutdruckwert, so kann arterielles Blut in den Finger einfließen und führt dort, da der venöse Fluß noch nicht möglich ist, zu einer Anschwellung. Diese Volumenzunahme des Fingers führt über die, durch die Dehnung bedingte Widerstandsänderung der Meßstreifen zu einer positiven Auslenkung der Kurven. Der Beginn der Auslenkung definiert den systolischen Blutdruckwert.

Systolischer Armblutdruck

Diese Messung wurde im Seitenvergleich durchgeführt, um unterschiedliche Blutdruckwerte des linken und rechten Armes festzustellen. Diese oft physiologischen Unterschiede der Armblutdruckwerte würden den direkten Vergleich 'der Fingerwerte untereinander verfälschen und müssen daher rechnerisch berücksichtigt werden. Dazu werden die Blutdruckwerte der Finger in Prozent des zugehörigen Armwertes angegeben, wobei der entsprechende Armblutdruck als 100% definiert wird. Auf diese Weise läßt sich ein möglicher systematischer Fehler bei der Gegenüberstellung der Fingerblutdruckwerte eliminieren. Die Anordnung der Staumanschette entspricht derjenigen bei der Blutdruckmessung nach Riva-Rocci. Die Meßstreifen werden über dem größten Unterarmumfang plaziert und mit Klebestreifen befestigt. Der weitere meßtechnische Ablauf entspricht exakt dem der Fingermessung.

Ergebnisse

Wie schon ausgeführt, wurden alle Messungen im Seitenvergleich durchgeführt. Um einen direkten Vergleich der Blutdruckwerte zu ermöglichen, wurden die gemessenen Werte der gesunden Seite gleich 100% gesetzt. Die Meßwerte der operierten Finger konnten somit in Prozent der gesunden Seite angegeben werden. Dieses Vorgehen wurde auch bei den Blutflußmessungen beibehalten, zumal sich die Konstanthaltung der Raumtemperatur als schwierig erwies. Außerdem konnten auf diese Weise mögliche Fehlerquellen, wie sie aus unterschiedlichem Alter, Geschlecht und Gefäßstatus der Patienten resultieren können, eliminiert werden. Venenverschlußplethysmographische Untersuchungen von Acevedo et al. [1] am Finger zeigen, daß eine vor der Untersuchung gerauchte Zigarette wahrscheinlich über Reizung des N. sympathicus, eine reversible Flußminderung der Fingerzirkulation, eine Zunahme des Blutdruckes und eine Pulsfrequenzsteigerung bewirkt.

Im folgenden werden die plethysmographisch ermittelten Werte jeweils in Gruppen, die sich aus der Art der Verletzung ergeben, dargestellt (Tabelle 11 u. Abb. 32). Es wurde hierbei wiederum zwischen 3 Hauptgruppen unterschieden:
— Replantationen nach totaler Amputation,
— Replantationen nach subtotaler Amputation,
— Revaskularisationen.

Die tiefgestellt Zahl unter dem Mittelwert x gibt die Anzahl der gemessenen Finger an. Bei den Hand- und Unterarmrevaskularisationen wurden jeweils die von den Verletzungen betroffenen Finger gemessen.

Angegeben sind die im Gruppendurchschnitt erreichten Werte in Prozent der gesunden Seite.

Die Transposition des Zeigefingeramputates auf den Daumenstumpf nach Amputation von Daumen und Zeigefinger wurde bei den graphischen Darstellungen nicht berücksichtigt.

Gelbermann et al. [64] fanden bei 35 replantierten Fingern nach Totalamputation einen Blutdruckmittelwert von 85% (33—140%) der Gegenseite. Der hier gefundene Mittelwert von 83,39% (59,53—96,97%) zeigt eine gute Übereinstimmung.

Tabelle 11. Blutdruckmessungen (n = Anzahl der von der Verletzung betroffenen Finger)

Lokalisation der Verletzung	Anzahl der Finger	Blutdruck in % der Gegenseite Mittelwert je Gruppe	Mittelwert/ Schwankungsbreite
Replantationen nach totaler Amputation			
Daumen	n = 2	$\bar{x}_2 =$ 70,47	$\bar{x}_6 = 83,39$
Langfinger	n = 4	$\bar{x}_4 =$ 89,84	59,53–96,97
Transposition	n = 1	$\bar{x}_1 =$ 92,91	
Replantationen nach subtotaler Amputation			
Daumen	n = 6	$\bar{x}_6 =$ 82,44	$\bar{x}_{11} = 89,42$
Langfinger	n = 5	$\bar{x}_5 =$ 97,79	63,88–109,46
Revaskularisationen			
Langfinger	n = 2	$\bar{x}_2 =$ 88,73	$\bar{x}_{16} = 96,99$
Hand	n = 9	$\bar{x}_9 =$ 98	79,31–105,53
Unterarm	n = 5	$\bar{x}_5 =$ 100,7	

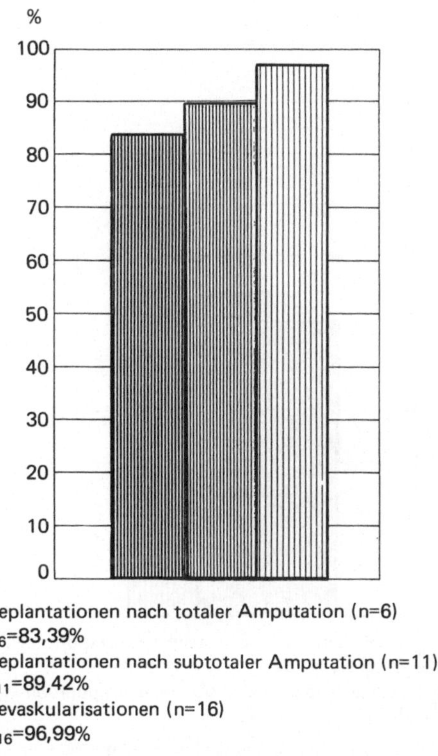

Abb. 32. Graphische Darstellung der Blutdruckmessung der von der Verletzung betroffenen Finger (Angaben in % der gesunden Seite)

Blutflußmessungen

Tabelle 12. Ruhedurchblutung (n = Anzahl der von der Verletzung betroffenen Finger)

Lokalisation der Verletzung	Anzahl der Finger	Blutfluß in % der Gegenseite Mittelwert je Gruppe	Mittelwert/ Schwankungsbreite
Replantationen nach totaler Amputation			
Daumen	n = 2	$\bar{x}_2 = 61,49$	$\bar{x}_6 = 57,32$
Langfinger	n = 4	$\bar{x}_4 = 55,21$	$38,82-74,74$
Transposition	n = 1	$\bar{x}_1 = 51,40$	
Replantationen nach subtotaler Amputation			
Daumen	n = 6	$\bar{x}_6 = 60,96$	$\bar{x}_{11} = 63,13$
Langfinger	n = 5	$\bar{x}_5 = 65,73$	$45,64-86,22$
Revaskularisationen			
Langfinger	n = 2	$\bar{x}_2 = 76,37$	$\bar{x}_{16} = 79,57$
Hand	n = 9	$\bar{x}_9 = 77,11$	$59,86-105,37$
Unterarm	n = 5	$\bar{x}_5 = 85,27$	

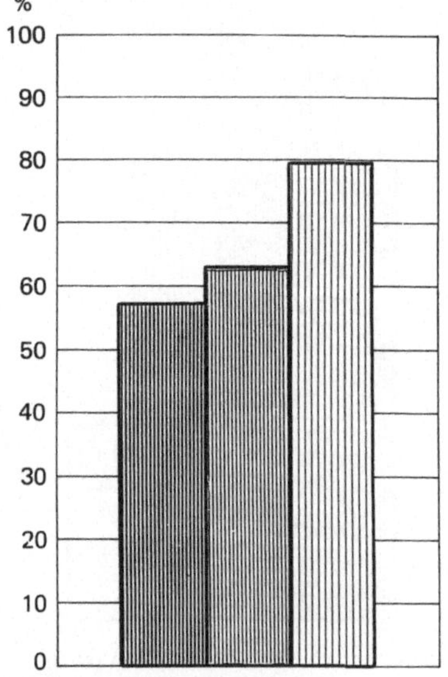

Abb. 33. Graphische Darstellung der Ruhedurchblutung der von der Verletzung betroffenen Finger (Angaben in % der gesunden Seite)

Tabelle 13. Maximale venöse Kapazität (n = Anzahl der von der Verletzung betroffenen Finger)

Lokalisation der Verletzung	Anzahl der Finger	Kapazität in % der Gegenseite Mittelwert je Gruppe	Mittelwert/ Schwankungsbreite
Replantationen nach totaler Amputation			
Daumen	n = 2	$\bar{x}_2 = 61{,}78$	$\bar{x}_6 = 55{,}15$
Langfinger	n = 4	$\bar{x}_4 = 51{,}84$	$36{,}84-78{,}60$
Transposition	n = 1	$\bar{x}_1 = 93{,}04$	
Replantationen nach subtotaler Amputation			
Daumen	n = 6	$\bar{x}_6 = 61{,}22$	$\bar{x}_{11} = 65{,}62$
Langfinger	n = 5	$\bar{x}_5 = 70{,}91$	$48{,}81-87{,}31$
Revaskularisationen			
Langfinger	n = 2	$\bar{x}_2 = 67{,}11$	$\bar{x}_{16} = 95{,}48$
Hand	n = 9	$\bar{x}_9 = 100{,}24$	$56{,}07-128{,}97$
Unterarm	n = 5	$\bar{x}_5 = 98{,}48$	

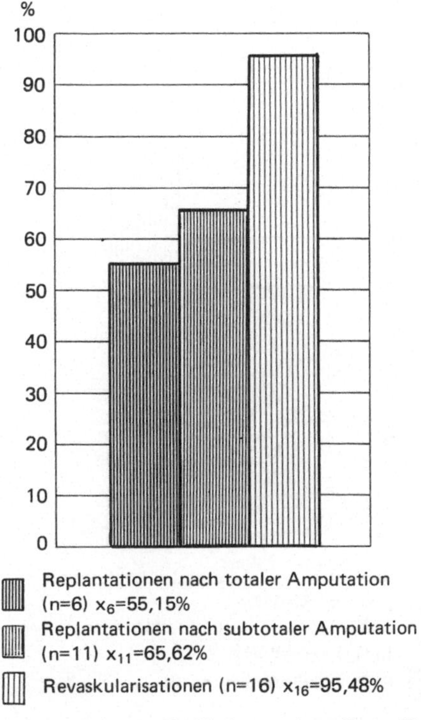

Abb. 34. Graphische Darstellung der maximalen venösen Kapazität der von der Verletzung betroffenen Finger (Angaben in % der gesunden Seite)

Tabelle 14. Maximaler venöser Rückfluß (n = Anzahl der von der Verletzung betroffenen Finger)

Lokalisation der Verletzung	Anzahl der Finger	Blutfluß in % der Gegenseite Mittelwert je Gruppe	Mittelwert/ Schwankungsbreite
Replantationen nach totaler Amputation			
Daumen	n = 2	$\bar{x}_2 = 49,71$	$\bar{x}_6 = 50,41$
Langfinger	n = 4	$\bar{x}_4 = 50,77$	$38,37-65,47$
Transposition	n = 1	$\bar{x}_1 = 117,86$	
Replantationen nach subtotaler Amputation			
Daumen	n = 6	$\bar{x}_6 = 48,81$	$\bar{x}_{11} = 59,91$
Langfinger	n = 5	$\bar{x}_5 = 73,22$	$42,55-83,99$
Revaskularisationen			
Langfinger	n = 2	$\bar{x}_2 = 81,15$	$\bar{x}_{16} = 78,54$
Hand	n = 9	$\bar{x}_9 = 86,71$	$58,19-104,17$
Unterarm	n = 5	$\bar{x}_5 = 62,78$	

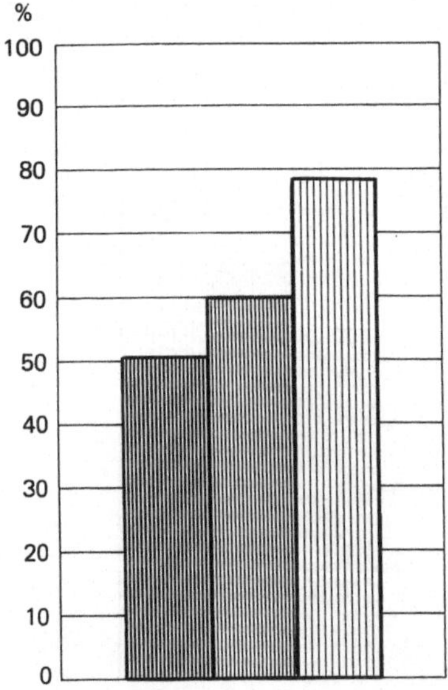

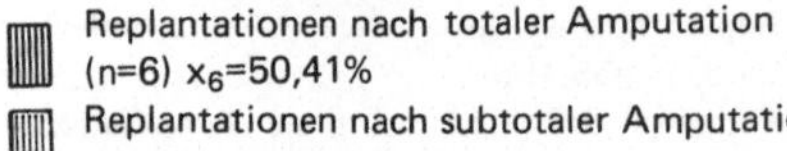

Abb. 35. Graphische Darstellung des maximalen venösen Rückflusses der von der Verletzung betroffenen Finger (Angaben in % der gesunden Seite)

Diskussion

Wie im folgenden Diagramm dargestellt, unterscheiden sich die 3 Verletzungsgruppen in allen 4 Meßqualitäten deutlich voneinander. Angegeben sind die Mittelwerte der 3 Hauptgruppen im prozentualen Verhältnis zur gesunden Seite (Abb. 36).

Erwartungsgemäß erreichen die Revaskularisationen die weitaus besten Ergebnisse, sowohl bei der Blutdruckmessung, als auch bei den Blutflußmessungen, wobei der Blutdruck und die maximale venöse Kapazität der Finger im Gruppendurchschnitt kaum einen Unterschied zur gesunden Seite zeigen. Die arterielle Ruhedurchblutung und der maximale venöse Rückstrom erreichen fast 80% der gesunden Gegenseite. Innerhalb der Revaskularisationen schneiden die peripheren Verletzungen (Finger), v.a. bei der Messung des arteriellen Schenkels, schlechter ab als weiter proximal liegende Verletzungen (Hand, Unterarm).

Die Gruppe der Replantationen nach subtotaler Amputation nimmt bezüglich der erreichten Ergebnisse eine Mittelstellung zwischen den Revaskularisationen und den Replantationen nach totaler Amputation ein. Hier scheinen sich erhaltene Hautbrücken und Venen, v.a. bei venösen Flußmessungen, positiv bemerkbar zu machen. Die niedrigsten Werte finden sich in der Gruppe der Totalamputationen. Vor allem bei den venösen Blutflußmessungen zeigen sich deutliche Unterschiede zur Gruppe der subtotalen Amputationen. Interessant ist, daß bei der Transposition des Zeigefingers auf den Daumenstumpf die maximale Venenkapazität kaum einen Unterschied zur gesunden Seite zeigt, der maximale venöse Rückfluß die gesunde Seite sogar übertrifft.

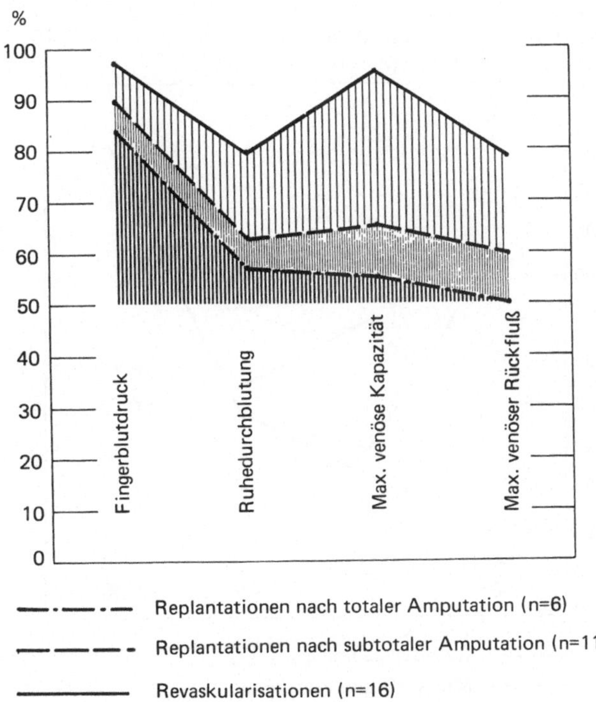

Abb. 36. Mittelwerte der 3 Hauptgruppen im prozentualen Verhältnis zur gesunden Seite

58

Allgemein fällt auf, daß bei allen Verletzungsgruppen der Blutdruckwert den geringsten Unterschied zur gesunden Seite aufweist, während der maximale venöse Rückfluß am stärksten eingeschränkt ist. Dies könnte eine Erklärung dafür sein, daß meist venöse Komplikationen die Ursache für ein Scheitern von Replantationsversuchen darstellen. Ein guter venöser Rückfluß ist daher sicherlich für das Gelingen einer Replantation von ausschlaggebender Bedeutung.

Verlaufsbeobachtungen der postoperativen Heilungsphase
Ergänzend aufgeführt sind Einzelbeobachtungen an einem Patienten, bei dem die Einsatzmöglichkeit der „strain gauge"-Plethysmographie zur Überwachung der unmittelbar postoperativen Phase nach Replantationen erprobt wurde (Tabelle 15 u. Abb. 37, 38). Es zeigte sich, daß bei den Blutflußmessungen der venöse Okklusionsdruck von 50 mm Hg (6,7 kPa) beschwerdefrei toleriert wird. Somit ist es möglich, in regelmäßigen Abständen während der Tages- und Nachtzeit einen Durchblutungsstatus der betreffenden Finger zu erstellen. Sind die kritischen Mindestwerte der einzelnen Blutflußparameter bekannt, so können drohende Komplikationen frühzeitig erkannt und behandelt werden.

Tabelle 15. Ergebnisse der Messungen (in Prozent des jeweils gesunden Fingers). Replantation eines Kleinfingers nach totaler Amputation

Operationstag 14.9.	21.9.	1.10.	10.10.	24.10.
Ruhedurchblutung	19,39	33,19	48,83	110,16
Maximale venöse Kapazität	38,62	69,40	54,02	60,00
Maximaler venöser Rückfluß	87,36	39,36	47,92	52,22

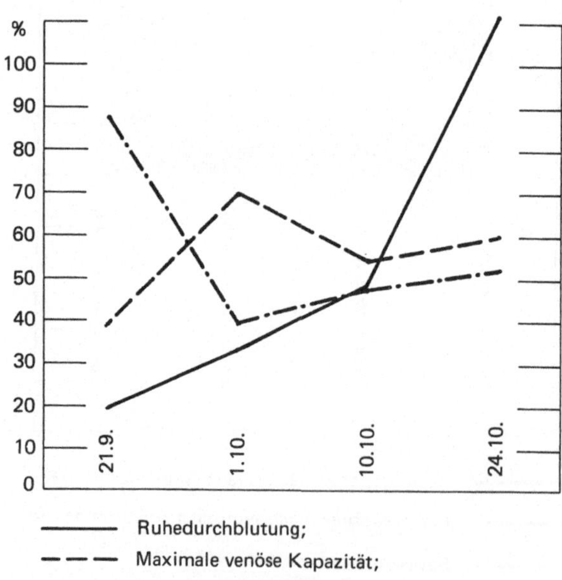

Abb. 37. Graphische Darstellung der Meßergebnisse (in % des jeweils gesunden Fingers)

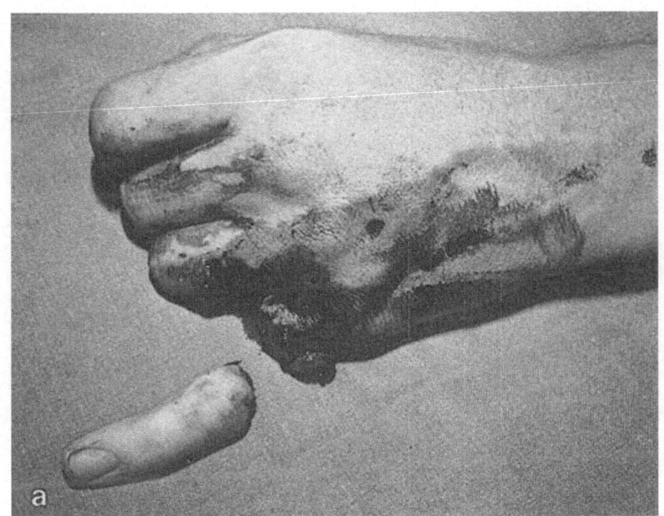

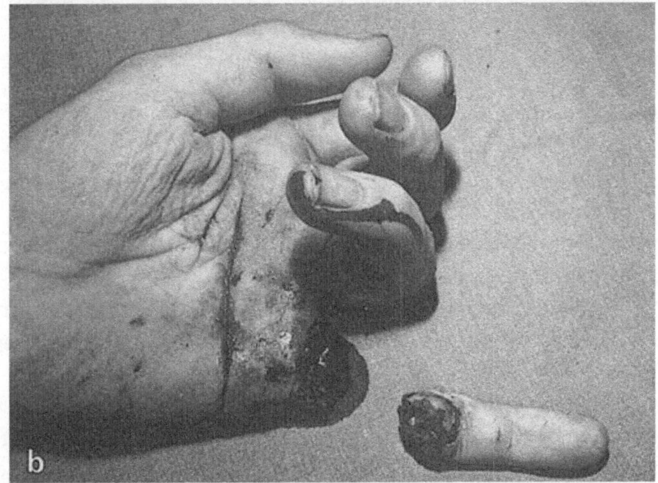

Abb. 38. a, b Amputation des linken Kleinfingers

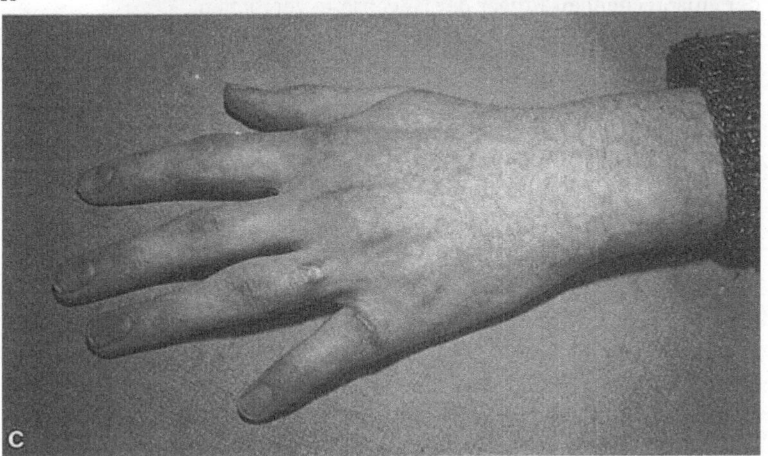

Abb. 38c

60

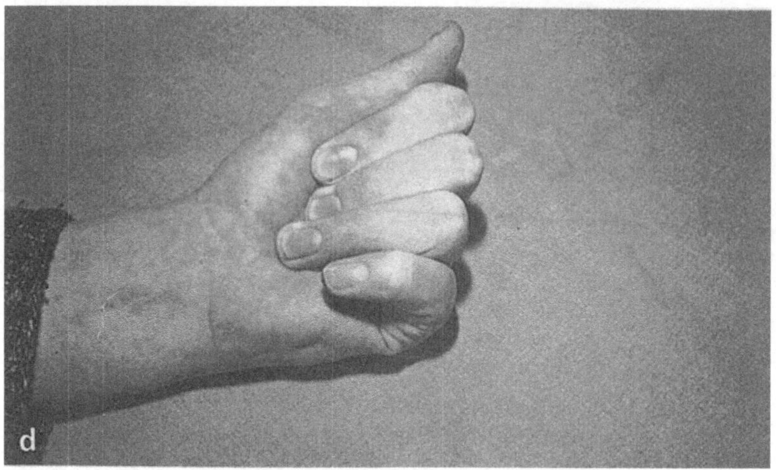

Abb. 38. c, d Funktionsaufnahmen 3 Monate nach Replantation

Nachuntersuchung mittels Temperaturmessung

Bei einer zweiten Patientengruppe wurde nach der funktionellen Untersuchung eine Temperaturmessung durchgeführt, um mittels dieser apparativen Nachuntersuchung die Ergebnisse der venenverschlußplethysmographischen Untersuchung gegebenenfalls zu unterstreichen. Zuordnung der Patienten s. S. 48–49.

Bei den Patienten wurde die Temperatur sämtlicher vorhandener Finger beider Hände im Endgliedbereich bestimmt, bei einem Patienten in entsprechender Weise die Temperatur der Zehen.

Temperaturunterschiede gesunder Finger wurden grundsätzlich im Seitenvergleich einander entsprechender Finger bestimmt, um so physiologische Schwankungen zu erkennen. Um replantierte Finger beurteilen zu können, wurde deren Temperatur mit der Temperatur der entsprechenden Finger der Gegenseite verglichen.

Beispiel der Temperaturmessung nach Amputation und Replantation eines rechten Zeigefingers:

D I rechts 29,2°C	– D I links 28,7°C	= + 0,5°C
D II rechts 28,6°C	– D II links 30,0°C	= – 1,4°C
D III rechts 28,8°C	– D III links 29,2°C	= – 0,4°C
D IV rechts 29,0°C	– D IV links 28,6°C	= + 0,4°C
D V rechts 28,2°C	– D V links 27,9°C	= + 0,3°C

Der Temperaturunterschied des replantierten Zeigefingers zum entsprechenden linken Zeigefinger beträgt 1,4°C; der maximale Temperaturunterschied einander entsprechender gesunder Finger 0,5°C.

Zur Messung wurde das Thermophil System M 220 der Firma Ultrakust, bestehend aus einem Infrarotfühler, einer Analog- und Digitalanzeige sowie einem Einkanalschreiber verwendet. Die Digitalanzeige der Temperatur erfolgt im Absolutbereich 22,0°C bis 42,0°C mit einer Auflösung von 0,1°C.

Der Strahlungsfühler wurde so fixiert, daß die Temperaturen der Fingerendglieder konstant in einem Abstand von 10 mm berührungslos gemessen wurden. Hierdurch wird der Haut keine Wärme entzogen, so daß Verfälschungen, wie sie bei der Berührungsmessung auftreten können, ausgeschlossen sind. Aus dem Meßfelddiagramm ergibt sich bei diesem Abstand ein Meßfelddurchmesser von 22 mm (Abb. 39).

Ergebnisse und Diskussion

Sämtliche Messungen an 266 Fingern wurden im Seitenvergleich der einander entsprechenden Finger durchgeführt. Die Temperaturwerte der Finger der nicht operierten Hand wurden gleich 100% gesetzt.

Aus den Temperaturunterschieden der nicht verletzten Finger beider Hände eines Patienten wurde der maximale Temperaturunterschied bestimmt und aus allen vorhandenen maximalen Temperaturunterschieden ein mittlerer maximaler Temperaturunterschied errechnet ($\bar{x}_{max}$ = 1,01°C), damit auch für Hand-, Unterarm- und Oberarmreplantationen, bei denen er nicht berechnet werden kann, da keine Seitenunterschiede gesunder Finger bestimmt werden können, ein Basiswert der physiologischen Temperaturschwankungsbreite vorliegt.

Der Temperaturunterschied zwischen verletzten Extremitätenanteilen und gesundem Extremitätenanteil der Gegenseite ist bei:
— Replantationen nach totaler Amputation
  in 20% innerhalb $\bar{x}_{max}$ (1,01°C)
— Replantationen nach subtotaler Amputation
  in 61,54% innerhalb $\bar{x}_{max}$ (1,01°C)
— Revaskularisationen
  in 57,14% innerhalb $\bar{x}_{max}$ (1,01°C).
Somit liegen die Temperaturunterschiede im Vergleich zur gesunden Seite bei Replantationen nach totalen Amputationen in 80% außerhalb der physiologischen Temperatur-

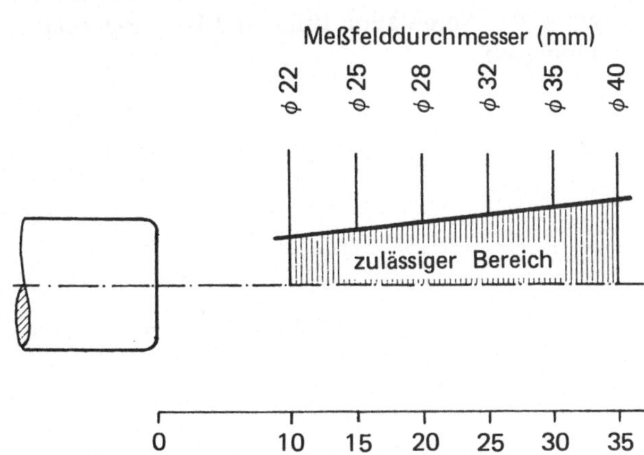

Abb. 39. Meßfelddiagramm des Strahlungsfühlers

Tabelle 16. Temperaturmessung (n = Anzahl der von der Verletzung betroffenen Finger)

Lokalisation der Verletzung	Anzahl der Finger	Temperatur in % der Gegenseite Mittelwert je Gruppe	Mittelwert/ Schwankungsbreite
Replantationen nach totaler Amputation			
Daumen	n = 2	$\bar{x}_2$ = 92,17	$\bar{x}_{18}$ = 90,66
Langfinger	n = 6	$\bar{x}_6$ = 95,52	76,81–99,69
Unterarm	n = 5	$\bar{x}_5$ = 90,86	
Oberarm	n = 5	$\bar{x}_5$ = 84,04	
Replantationen nach subtotaler Amputation			
Daumen	n = 8	$\bar{x}_8$ = 95,89	$\bar{x}_{25}$ = 99,96
Langfinger	n = 2	$\bar{x}_2$ = 101,64	82,25–122,80
Unterarm	n = 10	$\bar{x}_{10}$ = 100,07	
Unterschenkel	n = 5	$\bar{x}_5$ = 105,58	
Revaskularisationen			
Daumen	n = 1	$\bar{x}_1$ = 96,96	$\bar{x}_{27}$ = 103,60
Langfinger	n = 1	$\bar{x}_1$ = 94,72	94,56–120,69
Unterarm	n = 20	$\bar{x}_{20}$ = 105,86	
Oberarm	n = 5	$\bar{x}_5$ = 97,66	

schwankungsbreite, bei Replantationen nach subtotalen Amputationen und bei Revaskulationen nur in etwa 40%.

Vergleicht man die Temperaturwerte der Replantationen und Revaskularisationen im prozentualen Verhältnis zu den Temperaturwerten der entsprechenden Finger der gesunden Gegenseite, so ergibt sich folgendes Ergebnis (Tabelle 16 u. Abb. 40).

Die Fingertemperatur nach Replantationen total amputierter Extremitätenanteile erreicht 90% der gesunden Vergleichsseite, nach Replantationen subtotaler Amputationen 100% und nach Revaskularisationen 103%. Es bestehen somit bei Replantationen nach Totalamputation kaum Temperaturunterschiede zur Vergleichsseite, bei Replantationen nach subtotaler Amputation keine und bei Revaskularisationen fällt eine geringe Temperaturerhöhung auf.

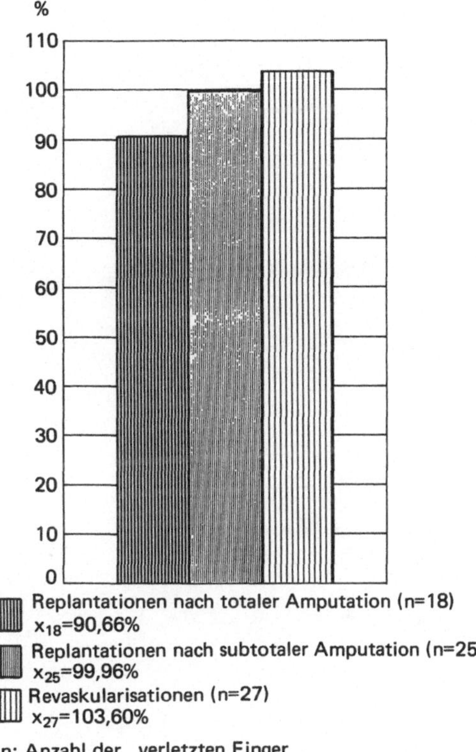

Abb. 40. Graphische Darstellung der Temperaturmessung der verletzten Finger (Angaben in % der gesunden Seiten)

IV. Tierexperimentelle Untersuchungen über mikrovaskuläre Interponate

Zur Erweiterung des Spektrums der Replantationsfähigkeit von peripheren Extremitätenabschnitten bei Amputationen mit Quetsch- und Ausrißtraumen und allgemein bei mikrovaskulären Operationen, bei denen Gefäßstümpfe nicht spannungslos aneinandergebracht
werden können, werden mikrovaskuläre Interponate notwendig.

In der mikrovaskulären Chirurgie ist das Ersatzmaterial der Wahl die autologe Vene oder
selten auch die autologe Arterie. Das Aufsuchen eines Gefäßes mit geeignetem Kaliber,
dessen Präparation und Unterbindung der Seitenäste nimmt viel Zeit in Anspruch und ver-
längert die z.T. sehr langwierigen mikrochirurgischen Operationen erheblich.

Es wurden daher immer wieder Anstrengungen unternommen, Gefäßersatzmaterialien
für die mikrovaskuläre Chirurgie zu entwickeln, die in jeder Länge und jedem Kaliber ohne
Zeitverlust und in ausreichendem Maße zur Verfügung stehen, und in ihrer Funktion als
Blutleiter der autologen Venen gleichkommen.

So haben wir 1977 erstmals alloplastische Polytetrafluoräthylen (PTFE)-Mikrointer-
ponate [89] und 1981 heterologe Mikrointerponate von 1 mm Durchmesser tierexperimentell untersucht (Abb. 41).

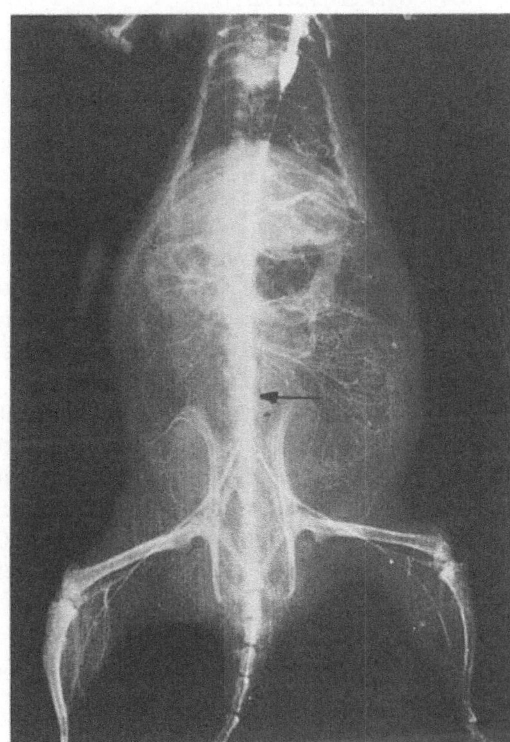

Abb. 41. Angiographie eines PTFE-Inter-
ponats in der Aorta abdominalis der
Ratte

66

Die Untersuchungen, Ergebnisse und Erfahrungen aus der rekonstruktiven Chirurgie der großen Gefäße waren für die Forschung im mikrovaskulären Bereich von ausschlaggebender Bedeutung.

Material und Methoden in der rekonstruktiven Chirurgie der großen Gefäße

Der Erfolg jeder Arterienchirurgie hängt in entscheidender Weise von der Qualität des verwendeten Gefäßersatzes ab. So steht immer wieder die Frage nach geeignetem Material im Mittelpunkt der Diskussion. Solches Material sollte der gesunden Arterie möglichst weitgehend entsprechen. Die qualitative Wertung umfaßt daher in erster Linie das biologische Verhalten, die mechanisch-physikalische Stabilität, die Gerinnungsaktivität und eine eventuell kanzerogene Wirkung der Gefäßersatzwand.

In der Vergangenheit wurden zahlreiche Ersatzmaterialien entwickelt und erprobt, von denen allerdings nur sehr wenige den Anforderungen genügen konnten. In der Praxis konnten sich im wesentlichen nur das autologe Venentransplantat und die alloplastische Kunststoffarterie durchsetzen und behaupten. Prinzipiell stehen folgende Möglichkeiten zur Verfügung:

1. Autologer Gefäßersatz
   – Venentransplantat,
   – Arterientransplantat,
   – gefäßfremder Ersatz.
2. Homologer Gefäßersatz
3. Heterologer Gefäßersatz
4. Alloplastischer Gefäßersatz.

1. Autologer Gefäßersatz

Venentransplantat: Am Anfang des experimentellen und klinischen Gefäßersatzes stehen die Arbeiten mit dem autologen Venentransplantat von Carrel u. Guthrie [43] aus dem Jahre 1906. Zur gleichen Zeit gelang es Goyannes, nach Exstirpation eines Aneurysmas der A. poplitea den entstandenen Gefäßdefekt durch Zwischenschaltung der in situ belassenen V. poplitea mit Erfolg zu überbrücken. Die erste erfolgreiche freie Transplantation der V. saphena magna in die A. axillaris führte Lexer 1907 durch. Die während des Balkankrieges (1912) und des 1. Weltkrieges (1914–1918) zahlreich unternommenen Versuche, Arterienverletzungen mit Venentransplantaten zu rekonstruieren, waren vom Ergebnis her enttäuschend, dies hauptsächlich als Folge der häufigen Wundinfektion. Wesentlich günstiger lagen die Verhältnisse bei Sekundäroperationen wegen traumatischer Aneurysmen. Trotz einiger ausgezeichneter Spätergebnisse in den 20er Jahren, fand das Rekonstruktionsprinzip mit der autologen Vene keine weitere Verbreitung. Erst im Jahre 1949 benutzte Kunlin wieder die V. saphena magna zur Umgehung femoropoplitealer Arterienverschlüsse. Die eigentliche Verbreitung der Venenautoplastik fällt aber erst in die Jahre 1959–1962, als sich die hohen Versagerquoten anderer Gefäßersatzmethoden im Bereich der peripheren Gliedmaßen abzeichneten [160].

Das Spendergefäß der Wahl ist die relativ muskelkräftige V. saphena magna; als Alternative kommt noch die V. cephalica in Frage. Diese sind in geeignetem Kaliber und Länge bei etwa 90% der Patienten vorhanden. In den restlichen Fällen muß auf ein anderes Wiederherstellungsverfahren oder auf einen anderen Gefäßersatz zurückgegriffen werden. In diesem Zusammenhang wird darauf hingewiesen, daß die kritiklose Opferung der V. saphena magna bei Eingriffen wegen Krampfadern oder bei der Gewinnung kurzer Streifentransplantate solange nicht vertretbar ist, wie der Venenautoplastik keine ebenbürtige Ersatzmethode für kleine Arterien zur Seite gestellt werden kann [160]. Das Fehlen einer geeigneten Vene kann sich besonders bei der Notwendigkeit eines aortokoronaren Bypasses verhängnisvoll auswirken. Die biologische Wertigkeit des autologen Venentransplantats ist als optimal zu bezeichnen und wird von keiner anderen Ersatzmethode (Ausnahme: autologe Arterie) erreicht. Im Gegensatz zu solchen behalten Veneninterponate auch bei extrem reduzierter Durchflußrate meist ihre Durchgängigkeit [160].

Die transplantierte Vene paßt sich funktionell und strukturell in idealer Weise an das arterielle Hochdrucksystem an. Dies geschieht in Form einer Intimafibrose, die aus der Proliferation myointimaler Zellen sowie vermehrter Faserbildung resultiert. Das Endothel geht auch bei schonendster Behandlung des Interponats stellenweise oder auch ganz zugrunde, wird aber kurzfristig wieder substituiert. Eine Bindegewebsvermehrung der Media ist weniger eine Reaktion auf den arteriellen Druck, als eine Folge der Ischämie und feinfleckigen Nekrosen, die durch den Ausfall, der bei der Präparation zerstörten Vasa vasorum, entstehen [149]. Die transplantierte Gefäßwand überlebt also, und vor allem die für die Wandstabilität verantwortlichen elastischen Gewebselemente bleiben in vollem Umfang erhalten. Ein Ersatz durch Granulationsgewebe findet nicht statt. Sehr schnell findet die Vene über neu einsprossende Vasa vasorum und z.T. durch Revaskularisierung der vorhandenen Vasa vasorum Anschluß an das Transplantatlager [108, 109]. Nur in einem kleinen Prozentsatz (weniger als 1%) kommt es zur Ausbildung eines Aneurysmas. Dabei handelt es sich dann um primär varikös transformierte Venen oder um eine Aufstauung proximal einer Venenklappe bei unterlassener umgekehrter Insertion [160].

Der Frühverschluß durch Thrombose ist auf die oft geringe Ausstrombahn, hauptsächlich aber auf technische Fehler bei der Implantation zurückzuführen und wird im Extremitätenbereich mit einer Häufigkeit von etwa 20% angegeben [63].

An Spätveränderungen, die manchmal zu einem Spätverschluß führen können, stehen die überschießende Intimahyperplasie, arteriosklerotische Veränderungen und stenosierende Fibrosen im Vordergrund. Letztere entstehen in erster Linie im Nahtbereich und bei verdrehten bzw. unter Spannung stehenden Gefäßen [63, 149]. Solche Veränderungen werden in bis zu 1/3 der Fälle beobachtet [151].

Arterientransplantat: Rein anatomische Gründe sind daran schuld, daß diese an sich ideale Ersatzmethode keine größere praktische Bedeutung hat. Das autologe Arterientransplantat vereinigt hohe biologische Wertigkeit mit optimaler Wandstabilität.

Schon Höpfner [73] stellt 1903 nach seinen Versuchen mit der A. carotis und A. femoralis fest, daß als erfolgversprechendes Ersatzmaterial für Transportarterien nur die autologe Arterie in Frage kommt.

Die körpereigene Arterie erfüllt all die Forderungen, die an ein Gefäßersatzmaterial gestellt werden, wie Wandstabilität, Biegungs- und Längselastizität, sowie eine hohe Widerstandsfähigkeit gegenüber Infektionen. Ihr klinischer Anwendungsbereich ist daher speziell die Gefäßrekonstruktion in Nachbarschaft von bewegten Gelenken oder in infizierten Wunden. Eine weitere Indikation besteht im aorto-renalen Bypass, da Venen in dieser Position häufig zur Dilatation neigen. Die Erfolgsquoten betrugen bei den genannten Indikationen annähernd 100% und die Funktion der Transplantate bleibt auch auf lange Zeit unverändert erhalten [169]. Die morphologischen Veränderungen in der Wand einer transplantierten Arterie sind sehr gering und nur vorübergehend. Das verlorengegangene Endothel wird kurzfristig wieder ersetzt und die anfangs hyperplastische Intima normalisiert sich zusehends, so daß nach 3 Monaten nahezu unauffällige Wandstrukturen vorliegen [111].

Als Spendergefäße kommen in erster Linie die A. carotis externa, A. lienalis, A. iliaca interna et externa in Frage. Diese müssen nach der Entnahme alloplastisch substituiert werden [169]. Hier werden auch die praktischen Mängel und damit die Ursachen für die geringe Bedeutung dieser Ersatzmethode deutlich: Fast nie steht für eine Defektüberbrückung ein in Kaliber und Länge passendes arterielles Ersatzsegment zur Verfügung. Außerdem sind zusätzliche, zeitraubende Gefäßnähte notwendig, um den durch die Transplantatentnahme entstandenen Verlust auszugleichen. Weiterhin wurde noch versucht, durch Längsspaltung englumiger Arterien und wieder Aneinandernähen der gewonnenen Streifen ein großkalibriges Gefäß zu produzieren. All diese Verfahren sind jedoch zeitintensiv und umständlich und eignen sich bestenfalls zum Ersatz kurzer Gefäßstrecken [160].

Gefäßfremder Ersatz: Vereinzelt am Menschen, überwiegend jedoch im Tierversuch, sind die verschiedensten gefäßfremden Körpergewebe für den Arterienersatz angewandt und geprüft worden. Dies waren in erster Linie Haut, Faszie, Perikard, Dura mater und Dünndarm. Das wenig ermutigende Schicksal der Transplantate bestand in einer sofortigen Thrombose oder der Aneurysmenbildung mit nachfolgender Ruptur. Zurückgeführt werden diese Komplikationen hauptsächlich auf den hohen Gehalt an Gewebsthrombokinase in diesen Materialien, sowie auf das meist völlige Fehlen von elastischen Strukturen, die ja in entscheidender Weise für die Wandstabilität verantwortlich sind [160, 162]. Die einzig bekannte Ausnahme bilden hier die autoplastischen Perikardtransplantate, die allerdings ins arterielle Niederdrucksystem implantiert (Ausflußbahn des rechten Ventrikels und A. pulmonalis) ihre Funktion komplikationslos erfüllten [134].

Auch das ermutigende Bild, das die Sparks-Prothese anfänglich bot, wurde durch bald auftauchende, gravierende Mängel revidiert. Diese Prothese stellte eine Art Kombination zwischen autologer Bindegewebsröhre und alloplastischem Arterienersatz dar. Eine, auf einen Silikon-Gummistab (Mandril) aufgezogene, weitmaschig gestrickte Dacronröhre wird subfaszial implantiert und dort wenigstens 6 Wochen belassen. Nach erfolgter bindegewebiger Durchwachsung wird der Silikon-Gummistab entfernt und die so entstandene Röhre an ihrem Bestimmungsort eingenäht. Die z.T. guten Erfolge mit dieser Methode können jedoch nicht die technischen Schwierigkeiten, sowie die schweren Komplikationen, wie Sofortverschluß, inkomplette Einheilung und Aneurysmenbildung aufwiegen [127, 146].

Zusammenfassend bleibt festzustellen: Der Arterienersatz durch körpereigene, gefäßfremde Gewebe kommt für klinische Zwecke praktisch nicht in Frage [160].

2. Homologer Gefäßersatz

Im Rahmen seiner umfangreichen tierexperimentellen Untersuchungen über Gefäßnaht und Gefäßtransplantation führte Höpfner [73] 1903 auch erste homologe Arterienübertragungen am Hund durch. Da die Resultate nach 45 Tagen Verweildauer der Transplantate durchaus befriedigend waren, empfahl er die Homoioplastik als Methode der zweiten Wahl, falls eine körpereigene Arterie nicht verfügbar ist. Die fehlende Möglichkeit des autologen Ersatzes großer Arterien bewog dann auch Carrell [42] 1908, eine experimentelle Blutgefäßbank mit homologen Gefäßtransplantaten einzurichten. Die erste Arterienübertragung von Mensch zu Mensch erfolgte 1910 durch Pirovano, war jedoch ein Mißerfolg. Praktische Bedeutung konnten diese Arbeiten alle nicht erlangen, da, neben dem Auftreten häufiger Komplikationen, auch keine geeigneten Konservierungsmethoden zur Verfügung standen. So wurde der homologe Gefäßersatz zunächst völlig zugunsten der autologen Vene aufgegeben [100, 160]. Erst 1949 glückten die ersten homologen Arterientransplantationen bei insgesamt 9 Fällen von Überbrückung des Aortendefektes bei Coarctatio aortae [67]. Diese Erfolge und die Einführung chemischer Konservierungsmethoden [84] und der Lyophilisation [106] in die Arterienaufbereitung gaben den Anstoß, menschliche Blutgefäße von Unfalltoten für klinische Zwecke zu konservieren und damit eine Gefäßbank im eigentlichen Sinne ins Leben zu rufen. Damit war auch die wesentliche Voraussetzung für die rasche Aufwärtsentwicklung der modernen vaskulären Chirurgie geschaffen. So galt die Homoioplastik bis 1960 als Ersatzmethode der Wahl [160]. Histologische Studien zeigten jedoch, daß die Transplantatwände die Konservierungsmaßnahmen nicht überleben, und in allen Fällen eine schrittweise Substitution durch körpereigenes Gewebe stattfindet. Ohne erkennbaren Einfluß darauf ist die Art der Vorbehandlung (chemisch, Gefriertrocknung oder Tiefkühlung). Dieser Ersatz der Transplantatstrukturen ist jedoch immer unvollständig bzw. der Aufbau körpereigenen Bindegewebes verläuft langsamer als Degeneration und Abbau der Homoioplastik. Insbesondere die inneren und mittleren Wandschichten verfallen fortschreitend und verharren so z.T. auf lange Zeit in einem nekrobiotischen Zustand. Trotzdem können vereinzelt derartige Gefäße über Jahre hinweg ihre Leitungsfunktion erfüllen [100, 113, 160].

Da aber homologe Transplantate mit zunehmendem Alter auch noch in hohem Maße zu lokalen Spätkomplikationen wie Verkalkung, Thrombosierung und Aneurysmabildung neigen, wurde schon frühzeitig die Abkehr von dieser Methode und die Entwicklung geeigneter Kunststoffröhren gefordert [100]. So ist dann auch heute die Homoioplastik im Bereich der großen Schlagadern durch den alloplastischen Gefäßersatz und im Bereich der peripheren Schlagadern durch die autologen Venen bzw. die Kunststoffprothese abgelöst.

Da Kunststoffprothesen allerdings ungenügende elastische Eigenschaften besitzen und daher für den gelenknahen Arterienersatz nicht uneingeschränkt einsatzfähig sind, werden auch in letzter Zeit wieder Versuche unternommen, für die spezielle Indikation homologe Materialien zu verwenden; dies natürlich nur, wenn eine autologe Vene nicht zur Verfügung steht. Hier wären in erster Linie zu nennen: tiefgefrorene menschliche Venen, die bei Varizenoperationen entnommen werden und im femoropoplitealen Abschnitt in ihren Durchgängigkeitsquoten den autologen Venen nahekommen [141]. Die Gewinnung und Konservierung der Transplantate für die Klinik ist jedoch sehr aufwendig und zum endgültigen biologischen Verhalten läßt sich nach den mitgeteilten Drei- und Fünfjahresergebnissen noch keine Wertung abgeben.

Die zweite Neuentwicklung besteht in der chemisch denaturierten und mit Glutaraldehyd konservierten Nabelschnurvene [50]. Die Umbilikalvene hat einen über die ganze Länge von 35–70 cm gleichbleibenden Durchmesser von 4–6 mm und muß wegen der ungenügenden Wandstabilität mit einem Kunststoffnetz überzogen werden. Hinsichtlich der Einheilung und Funktionstüchtigkeit zeigt sie jedoch keine Vorteile gegenüber anderen biologischen Materialien, wie z.B. den reinen Kollagenröhren. Die Thromboserate steigt mit der Länge des Transplantats, so daß sich als spezielle Indikation eigentlich nur der Ersatz kurzer, gelenkübergreifender Segmente anbietet [15, 161].

3. Heterologer Gefäßersatz

Der Gedanke, die praktisch unbegrenzt und in jeder Form und Größe verfügbaren Blutgefäße von Schlachttieren als klinischen Gefäßersatz verwertbar zu machen, war von jeher so bestechend, daß dies seit Anfang unseres Jahrhunderts bis heute immer wieder versucht worden ist. Auch die technisch aufwendige und rechtlich problematische Beschaffung und Konservierung von menschlichen Arterien – lange Zeit die einzige Möglichkeit des körperfremden Gefäßersatzes – war ein weiterer Grund, um nach anderen, unkomplizierteren Methoden zu suchen.

So schloß auch Höpfner [73] 1903 den heterologen Gefäßersatz in seine Experimente über Arterientransplantate ein. Alle Versuche endeten jedoch mit Thrombose oder Ruptur nach ständiger Wandverdünnung, so daß er den heterologen Gefäßersatz als für die Praxis ungeeignet ablehnte.

Carrel [42] kam 1908 bei der Übertragung von Gefäßen zwischen artverwandten Tieren zu zunächst besseren Ergebnissen. Er beschreibt den allmählichen Abbau des Transplantats, den vollständigen Ersatz durch Bindegewebe des Empfängertieres und die Funktionstüchtigkeit solcher Gefäße über 1,5 Jahre. Weiteren Nachprüfungen konnten diese Arbeiten jedoch nicht standhalten.

In späteren Forschungen (Übersicht bei [49]) wurde dann versucht, die artspezifischen Eigenschaften der Transplantate durch chemische und physikalische Vorbehandlung, wie sie von der Homoioplastik her bekannt war, zu beseitigen (Formalin-, Alkoholbehandlung oder Lyophilisation). Die dabei erzielten Frühergebnisse waren teilweise vielversprechend und mit homologen Arterien vergleichbar [84].

Die Fortführung solcher Arbeiten in genauen histologischen- und Langzeitstudien ergaben ein insgesamt ernüchterndes Bild. Knapp die Hälfte der Prothesen war infolge starker Entzündungsreaktionen frühzeitig thrombosiert, die anderen wiesen ab dem 7. Monat fortschreitende degenerative Prozesse auf. Es stellten sich Hyalinisierung und Kalzifizierung der Media und ein allmähliches Verschwinden sämtlicher elastischer Fasern ein. Der resultierende Verlust an Wandstabilität äußert sich in der Ausbildung von Aneurysmen bei mindestens der Hälfte von den nach 18 Monaten noch durchgängigen Transplantaten [48].

Aus dieser Erkenntnis heraus zogen Creech et al. [48] den Schlußstrich unter dieses Kapitel der experimentellen Arterienrekonstruktion mit folgender Feststellung: „Der heterologe Gefäßersatz ist ein Fehlschlag. Es besteht keine begründete Aussicht, daß er in der rekonstruktiven Chirurgie der Arterien erfolgreiche Anwendung finden wird".

Einen neuen Weg in der Entwicklung heterologer Materialien beschritten Rosenberg et al. [130]. Durch Behandlung von Rinderkarotiden mit Ficin, einem proteolytischen Ferment

aus der Milch von Wildfeigen, gelang es, die für immunologische Reaktionen besonders relevanten Bestandteile, Muskulatur und elastisches Bindegewebe aus der Gefäßwand zu eliminieren. Das fast ausschließlich aus Kollagen bestehende Rohr (boviner Heterograft) wurde dann durch Inkubation in 1%iger Formalinlösung 17 h lang zusätzlich gehärtet. Dieser Prozeß wurde später als „Tanning", als Gerbung oder auch als Quervernetzung bezeichnet. Im einzelnen umfaßt die Herstellung der Heterografts, wie sie von Rosenberg et al. [130] beschrieben wurde, folgende Punkte:
— Entnahme der Rinderkarotiden bei der Schlachtung,
— Präparation der Gefäße und Entfernung des perivaskulären Gewebes,
— Unterbindung der Seitenäste,
— Inkubation in 1%iger Ficin-Lösung für 3 h,
— Waschen unter fließendem Wasser für 0,5 h,
— Behandlung mit 1%iger Formalinlösung,
— chemische Sterilisation und Aufbewahrung in Alkohol.

Erste gute Ergebnisse wurden bei der Interponierung der Prothesen in die Aorta abdominalis von Hunden erzielt. Die Durchgängigkeitsquote betrug dabei 73% [130]. Als Interponat im Bereich der thorakalen Aorta rupturierten allerdings zwischen 62,5 und 85% innerhalb der ersten beiden Wochen nach der Implantation.

In histologischen Nachprüfungen konnte festgestellt werden, daß die Kollagenfasern zwar anfangs fast reaktionslos einheilten, daß sie aber mit der Zeit zusehends zerfielen und daß sich etwa nach 50 Tagen ein heftiges lympho- und plasmazelluläres Infiltrat um die Reste des total aufgesplitterten Kollagengerüstes einstellte. Als Folge dieser Prozesse war die Ausbildung eines Aneurysmas nur eine Frage der Zeit [55].

Die Ursache schien in der ungenügenden Waschung der Kollagenröhren zu liegen, d.h. das Ficin war nicht restlos aus dem Fasergerüst entfernt und die Proteolyse dauerte während der Sterilisation und selbst nach der Implantation noch an.

Das Herstellungsverfahren wurde daraufhin ergänzt:
— Die Proteolyse wird durch Anwendung von Natriumchlorid ($NaClO_2$) gestoppt.
— Die Wandstabilität wird durch Quervernetzung mit Dialdehydstärke erhöht.

Vor der Sterilisation und Aufbewahrung in 50%igem Äthanol (und 1% Propylenoxid) wird die Prothese auf Dichtigkeit geprüft und histologisch kontrolliert, ob auch alle elastischen Fasern und Muskulatur entfernt worden sind [131].

Bei biologischen Untersuchungen konnten keine Thrombogenizität (das Oberflächenpotential ist durch die Aldehydanlagerung negativ und damit antithrombogen) und keine antigene Wirkung nachgewiesen werden [52, 138]. Die Prothese war nun hinsichtlich der mechanischen Beanspruchung allen Anforderungen gewachsen, wurde aber auch innerhalb von 2 Jahren abgebaut und vollständig durch körpereigene Bindegewebe substituiert. Neue elastische, wandstabilisierende Strukturen konnten auch nach 7 Jahren Beobachtungsdauer nicht vorgefunden werden [49].

Bei den in der Schweiz, nach dem von Rosenberg et al. [130] angegebenen Prinzip, hergestellten Kollagenprothesen wurde das Lumenproblem dadurch gelöst, indem nicht Rinder-, sondern Kälberkarotiden als Ausgangsmaterial herangezogen wurden. Die nun vorliegende Prothese war zwar insgesamt etwas kürzer, hatte aber das für den Extremitätenbereich erforderliche Kaliber von 5 bis 9 mm. So konnten z.T. mit der autologen V. saphena magna vergleichbare klinische Resultate erreicht werden [11, 68, 83, 136, 140]. Vollmar [161] sieht jedoch eher Nachteile der gezogenen PTFE-Prothese gegenüber.

Das angiographische Bild nach 2 Jahren guter Funktion zeigt häufig ein stark unregelmäßiges Lumen. Die Prothese hat ein perlschnurartiges Aussehen mit Stenosen und Dilatationen, sowie auch Abknickungen im Gelenkbereich [11]. Auf dem Boden dieser Veränderungen besteht natürlich die große Gefahr einer Thrombose oder eines Aneurysmas als Spätkomplikation.

Die Ursache dafür wird in dem nicht standardisierbaren und exakt kontrollierbaren „statischen Herstellungsverfahren" gesucht. So dürfte die Verdauung mit Ficin nicht gleichmäßig sein und es persistieren lokal Reste von Zellmaterial, die dann immunologisch wirksam werden. Auch wird das Sterilisationsmittel ungenügend ausgewaschen und, da dieses äußerst zytotoxisch ist, die Einheilung erheblich stören [138].

Aus diesen Erkenntnissen heraus wurde das Herstellungsverfahren erneut modifiziert. Die Ficinbehandlung wird nun in Form einer abgestuften, überwachten Proteolyse durchgeführt und auf ihr Ergebnis hin histologisch genauestens kontrolliert; sog. „dynamisches Verfahren". Nach der Sterilisation wird die Lagerung in einem gewebefreundlichen, d.h. in einem nicht zytotoxischen Medium — sog. „Umstellung auf Gewebefreundlichkeit" — vorgenommen. Die so entstandene Prothese hat eine Lumenweite von 5—7 mm bei einer Wandstärke von 0,3—0,5 mm. Sie besteht nun fast ausschließlich aus einem kaum gerinnungsaktiven Kollagentyp und ist durch die Aldehydbehandlung quervernetzt. Die Aldehyde reagieren dabei in erster Linie mit der Aminogruppe der Lysinseitenketten des Kollagenmoleküls und beseitigen das dort lokalisierte elektropositive Potential, was einer Thrombozytenanlagerung entgegen wirkt. Die Prothese zeigt nun auch weder zytotoxische, noch antigene Eigenschaften [56, 138].

Erste Berichte über den klinischen Einsatz dieser Prothese sprechen von ähnlichen Frühergebnissen, wie sie auch mit anderen Materialien erzielt werden. Uneinheitliche Einheilung mit der häufigen Entwicklung von Kaliberunregelmäßigkeiten, wie bei den vorhergehenden Prothesentypen, kommen aber auch hier vor [10, 20, 158]. Erfahrungen, die über einen Zeitraum von 2 Jahren hinausgehen, liegen nicht vor.

4. Alloplastischer Gefäßersatz

Erste Versuche, Transportarterien durch künstliche Röhren zu ersetzen, wurden bereits im Jahre 1542 von Vesal unternommen, der bei einem Hund anstelle eines Segmentes der A. femoralis einen Strohhalm einsetzte. Erst am Anfang dieses Jahrhunderts wurde der Gedanke wieder aufgegriffen und Arterienstücke durch Röhren aus Silber, Elfenbein und Glas oder Gummischläuche ersetzt. All diese Versuche waren Fehlschläge, da es dabei innerhalb weniger Stunden oder Tage zur Thrombose kam oder die Prothesen als unverträgliche Fremdkörper abgestoßen wurden [160].

1951 gelang es erstmalig, eine alloplastische Gefäßprothese zu entwickeln, die aus biologisch indifferentem und porösem Material (Vinyon „N") bestand, gut in den Empfängerorganismus einheilte und ihre Funktion als Blutleiter auf Dauer erfüllen konnte [163].

In Deutschland war es Linder [100], der 1956 die Kunststoffprothese in die rekonstruktive Arterienchirurgie einführte. Er beobachtete dabei eine steigende Verschlußrate bei abnehmendem Prothesendurchmesser und führte dies auf die, von der Lumenweite unabhängigen Einheilungsprinzipien der Kunststoffröhren, die „Alloplastische Arteriogenese", zurück. Der Fibrinniederschlag und die Thrombose auf der inneren Prothesenoberfläche sowie die spätere Neointima zeigten immer die gleiche Breite, was bei Unterschreiten eines kritischen Gefäßdurchmessers zwangsläufig zum Verschluß führte. Schon hier wurden die geringsten Fibrinablagerungen bei Teflongeweben festgestellt [101].

In der Folgezeit wurden mehrere Kunststoffe auf ihre Tauglichkeit hin experimentell und klinisch geprüft. In erster Linie waren dies:
— Ivalon (Polyvinylalkohol),
— Teflon (Polytetrafluoräthylen),
— Dacron (Polyäthylenterephthalat),
— Nylon 6 (Polyamid aus ϵ-Aminocaprolactam),
— Nylon 66 (Polyamid aus Hexamethylendiamin und Adipinsäure),
— Polypropylene (Polypropylen).

Um für die Konstruktion von arteriellen Prothesen in Betracht zu kommen, muß ein synthetisches Gewebe folgende Voraussetzungen erfüllen [159]:
— Sichere Sterilisierbarkeit im Autoklaven (der Schmelzpunkt muß über 150°C liegen),
— weitgehende Konstanz der physikalischen und chemischen Eigenschaften (niedrige Quellneigung, gute Reiß- und Dehnungseigenschaften),
— gute textiltechnische Verarbeitbarkeit,
— biologisch indifferentes Verhalten im Organismus (keine oder sehr geringe Fremdkörperwirkung),
— keine blastogene Potenz (keine Entstehung von Fremdkörpersarkomen),
— geringe oder möglichst keine Gerinnungsaktivität der Kunststoffoberfläche.

Von den angeführten Kunststoffen waren letztlich nur Dacron und Teflon (PTFE) in der Lage, die gestellten Bedingungen weitgehend zu erfüllen. Die Thrombogenizität der beiden Materialien ist sogar noch geringer als die von autologen Venen, wobei Teflon die niedrigste, nahezu keine gerinnungsauslösende Wirkung besitzt [70, 162]. Eine gewisse Materialermüdung läßt sich dagegen feststellen. So verliert z.B. Dacron innerhalb von 5 Jahren 10–25% seiner ursprünglichen Reißfestigkeit. Dieser Stabilitätsverlust wird offensichtlich durch die bindegewebige Durchwachsung der Prothese ausgeglichen, da es in diesem Zeitraum nicht zu einer Dilatatation bzw. zu einem Aneurysma kommt [159, 160].

Eine kanzerogene Wirkung ist auf die Dauer gesehen immer vorhanden, wobei es nicht von Bedeutung ist, welcher Kunststoff verwendet wird. Als durchschnittliche Latenzzeit einer Sarkomentstehung werden 20 Jahre angenommen. Als Konsequenz daraus sollte der alloplastische Gefäßersatz beim Kind oder Jugendlichen nur unter strenger Indikation erfolgen [122, 159].

Die heute eingesetzten Prothesen lassen sich von ihrer Textilstruktur her in 3 Gruppen unterteilen:
— Dicht gewebte Prothesen mit geringer Porosität und damit guter, primärer Dichtheit, die hauptsächlich zum Ersatz der Aorta und deren großen Äste benutzt werden. Nachteile sind langsame Einheilung und mangelhafte Verankerung des einwachsenden Bindegewebes. Bei der Naht muß die Prothese relativ breit gefaßt werden, um ein Ausfransen der Enden zu verhindern.
— Gestrickte Prothesen mit relativ hoher Porosität, wodurch, um größeren Blutverlust durch die Kunststoffwand zu vermeiden, eine Vorgerinnung (Pre-clotting) in Eigenblut notwendig wird. Die höher zu veranschlagende biologische Wertigkeit dieser Prothese liegt im schnelleren, fibrotischen Durchwachsen der Wand und in einer besser verankerten Neointima. Um diese Eigenschaften weiter zu verbessern, wurde 1971 von Sauvage et al.

74

[135] das sog. „Trellis-(Spalier-)Prinzip" entwickelt. Hierbei werden in die innere und
äußere, oder auch in beide Oberflächen des gestrickten Grundgerüstes Velourfäden ein-
gearbeitet und somit eine filamentöse flaumige Oberfläche erzielt. Die Verbindung
zwischen Prothesenwand und einwachsenden Fasern ist auf diese Weise fester. Die Nei-
gung zu degenerativen Spätveränderungen ist bei gestrickten Prothesen geringer, auch ist
ein Ausfransen der Schnittränder kaum zu befürchten.

— Gezogene (expanded) Polytetrafluoräthylen (PTFE)-Prothesen besitzen eine primäre
  Blutdichtheit trotz einer hohen Mikroporosität. Die Wand besteht aus soliden PTFE-
  Knoten, die durch Fasern verbunden sind. Die Länge der Fasern bestimmt daher die
  Porenweite und ist ein direktes Maß für die Porosität dieser Prothese. Im Einheilungs-
  prinzip nimmt dieses Material eine Art Mittelstellung zwischem dem „invasiven Prinzip"
  der hochporösen, gestrickten Prothesen und dem einer absolut dichten Röhre ein [14,
  62, 159, 160, 161]. Aufgrund der niedrigen Gerinnungsaktivität und damit dünneren
  Beschichtung der inneren Oberfläche mit Thrombozyten und Fibrin wurden Versuche,
  kleinlumige Arterien alloplastisch zu ersetzen, fast ausschließlich mit der PTFE-Prothese
  gemacht. So wurden 1973 erstmals tierexperimentell Gefäße mit einem inneren Durchmesser von 3 mm durch die gezogene PTFE-Prothese ersetzt [107].

Vorher sahen Autoren bei Versuchen mit weitporigen Kunststoffen keine Möglichkeit,
Gefäße mit einem Lumen von weniger als 4—5 mm Durchmesser alloplastisch zu ersetzen
[80, 167]. Es folgten auf die Versuche von Matsumoto zahlreiche Bemühungen, diese
Ergebnisse zu reproduzieren — allerdings mit unterschiedlichem Erfolg. Im Zuge dieser
Arbeiten stellte sich heraus, daß die Durchgängigkeitsrate von kleinlumigen PTFE-Prothesen
in direkter Abhängigkeit zu deren Porenweite steht; der ideale Bereich liegt zwischen 20
und 40 μm Faserlänge [40].

Heute hat die gezogene, mikroporöse PTFE-Prothese ihren festen Platz in der Bypasschirurgie der Extremitäten. Die dabei erzielten Durchgängigkeitsraten sind denen der autologen Vene gleichzusetzen [41, 81, 129].

Versuchsbeschreibung und verwendete Mikrogefäßinterponate

Aufgrund der Erfahrungen in der Rekonstruktion großer Arterien in der Gefäßchirurgie
und eigener Erfahrung aus zahlreichen mikrovaskulären Vorversuchen wurden folgende
Mikrogefäßinterponate in der Größenordnung von 1 mm Durchmesser und 1 cm Länge in
einen Gefäßdefekt der A. femoralis superficialis beim Hasen interponiert:

— autologe Venen,
— autologe Arterien,
— heterologe Kollateralen von Kälberkarotiden („Solcograft P") der Firma Solco, Basel,
  Schweiz,
— alloplastische Interponate aus Polytetrafluoräthylen (PTFE) der Firma Impra, Phoenix,
  Arizona.

Um einen optimalen Vergleich der 4 hier zu prüfenden Arten von Mikrogefäßinterponaten für die Verwendbarkeit in der peripheren Replantationschirurgie zu erhalten, wurden
alle Mikrogefäßinterpositionen an der A. femoralis superficialis beim Hasen (Durchmesser
in der Größenordnung 1 mm) vom Autor selbst durchgeführt.

Zunächst wird das Versuchstier mit einer intramuskulären Injektion von 2 ml Ketanest (50 mg/ml) beruhigt. Danach wird ein Venenkatheter in die Ohrvene eingeführt. In diesen venösen Zugang werden dem Gewicht des Tieres entsprechend 1,5—2 ml (0,5 ml/kg KG) Nembutal langsam injiziert. Je nach Gewicht des Tieres und Dauer der Operation müssen jeweils nach etwa 2 h 0,3—0,5 ml Nembutal nachgespritzt werden. Die Tiefe der Narkose wird am Kornealreflex geprüft.

Das betäubte Tier wird in Rückenlage an seinen Extremitäten fixiert, nach Rasur und Desinfektion das Operationsfeld im Bereich des linken Oberschenkels steril abgedeckt. Danach erfolgt eine 7 cm lange Hautinzision über den Oberschenkelgefäßen vom Leistenband nach distal und stumpfe Freipräparation der V. femoralis, der A. femoralis und des N. femoralis. Haut und Muskulatur werden mit einigen Nähten so fixiert, daß ein übersichtliches Operationsfeld entsteht. Die nächsten Operationsschritte erfolgen unter Verwendung des Mikroskops und der Mikroinstrumente. Die gemeinsame Scheide der Vasa femoralia wird vorsichtig mit einer Mikroschere auf eine Länge von 3 cm durchtrennt, Arterie und Vene werden sorgfältig voneinander isoliert. Von der Arterie und Vene abgehende Äste werden, soweit notwendig, ligiert und durchtrennt. Liegt die A. femoralis superficialis auf einer Länge von 3 cm ohne Abgänge frei, dann wird sie nach Unterlegen einer Plastikfolie mit einer verschieblichen Mikrodoppelklemme [121] gefaßt. Dazwischen wird ein 1 cm langes Arterienstück reseziert und verworfen. Über die beiden Gefäßstümpfe wird mit Hilfe einer Mikropinzette das periadventitielle Bindegewebe gezogen und mit der Mikroschere abgeschnitten. Danach wird das Gefäßlumen mit einer mit Heparinlösung gefüllten Spritze, auf der eine feine Knopfkanüle sitzt, ausgespült, ohne die Intima zu verletzen. Danach wird das Interponat eingepaßt. Hierbei ist auf die Bestimmung der richtigen Länge des Interponats, die je nach verwendetem Material wegen der verschiedenen Längselastizität varriert, zu achten. Die Mikroanastomosen werden hier mit resorbierbarem Nahtmaterial (Vicryl) der Stärke 10 · 0 durchgeführt (Abb. 42).

Die Anastomosen erfolgen in gleicher Weise wie auf den Seiten 10—13 ausführlich beschrieben. Es ist darauf zu achten, daß die ersten beiden Führungsnähte im Abstand von 120° proximal und auch distal gelegt werden, bevor die weiteren Einzelknopfnähte an beiden Anastomosen folgen. Rotationsfehler um die Längsachse des Interponats sind zu vermeiden (Abb. 43).

Sind beide Anastomosen fertiggestellt, dann wird zunächst die distale Klemme geöffnet. Das unter niedrigem Druck zurückfließende Blut versiegelt die Nahtstellen der Anastomosen. Dann wird die proximale Klemme geöffnet und abgewartet, bis die Anastomosen dicht sind. Danach wird die Durchgängigkeit der Anastomosen geprüft. Dazu wird mit einer Mikropinzette die Arterie distal der distalen Anastomose mit ausreichendem Druck gefaßt, um den Blutstrom zu unterbrechen. Mit einer zweiten Mikropinzette wird die Arterie ab der Unterbrechung des Blutflusses durch die erste Pinzette nach distal ausgestrichen. Dann wird, während mit der distalen Mikropinzette das Gefäßlumen verschlossen gehalten wird, die distal von der Anastomose gelegene proximale Pinzette geöffnet. Sind die Anastomosen durchgängig, dann fließt Blut durch das Interponat und füllt das ausgestrichene Arteriensegment. Nach sorgfältiger Durchgängigkeitskontrolle wird, wieder unter normaler Sicht des Auges, die Muskelfaszie verschlossen und die Haut vernäht. Eine postoperative Ruhigstellung des operierten Beines ist nicht erforderlich. Antibiose und medikamentöse Thromboseprophylaxe wird nicht durchgeführt (Abb. 44).

Folgende Mikrointerponate wurden verwendet:

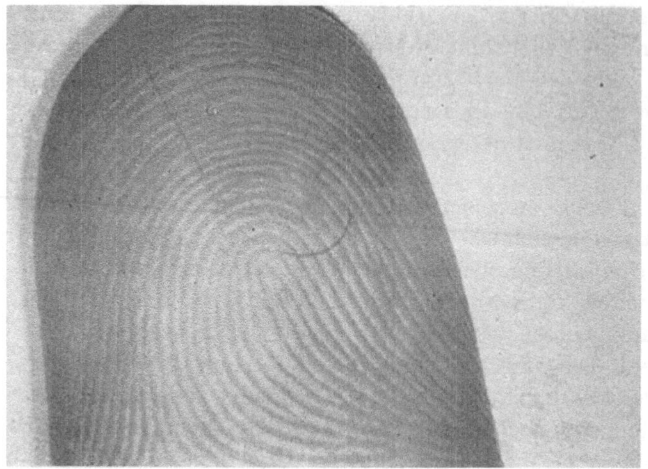

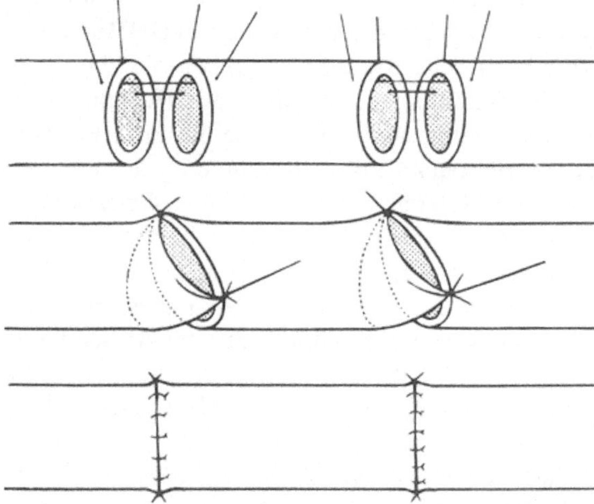

Abb. 43. Schematische Darstellung der Mikrogefäßinterposition

Autologe Mikroveneninterponate: Als Vene zur Interposition wird die Vena femoralis am gleichen Bein neben der später zu resezierenden Arterie herauspräpariert, Seitenäste unterbunden und ein 1,5 cm langes Venensegment entnommen, mit Heparin ausgespült und retrograd in den Defekt der Arterie End-zu-End interponiert.

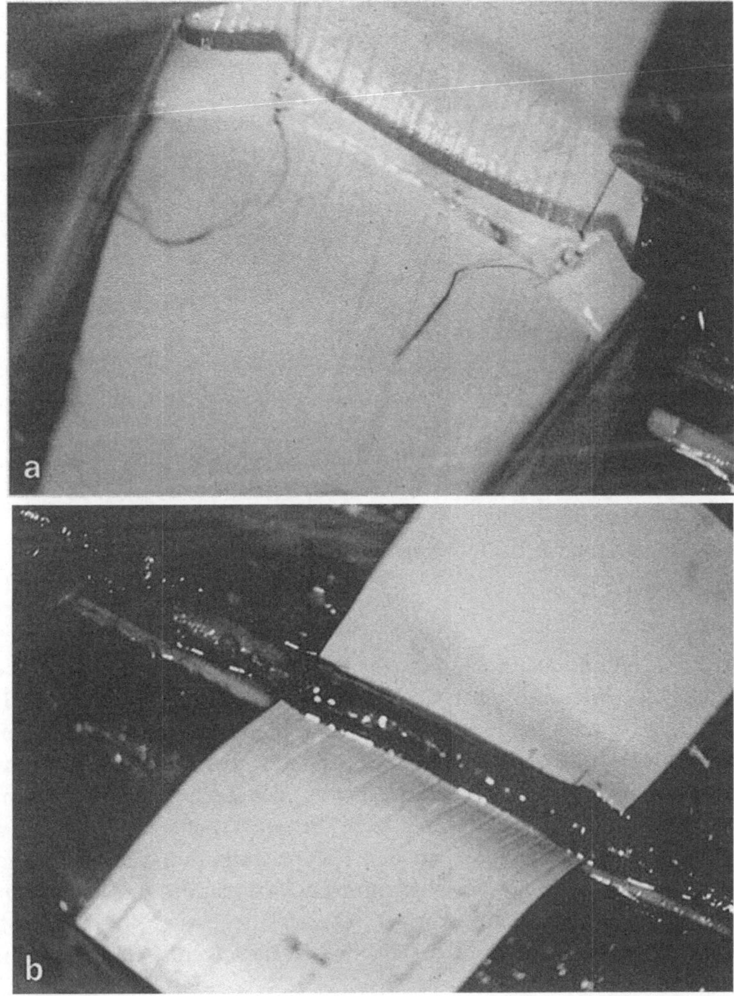

Abb. 44. a Mikroveneninterponat (Durchmesser 1 mm) nach der Naht der Vorderwand.
b Durchgängiges Mikroveneninterponat nach Abnahme der Gefäßklemmen

Autologe Mikroarterieninterponate: In gleicher Weise wird vom gegenseitigen Oberschenkel die A. femoralis superficialis entnommen und danach die Entnahmestelle verschlossen. Durchblutungsstörungen im Spenderbein traten nicht auf. Im Empfängerbein wird das Arteriensegment orthograd End-zu-End in den Defekt der Arterie interponiert.

Heterologe Mikrogefäßinterponate: Es werden als Ausgangsmaterial Seitenäste von Kälberkarotiden verwendet, deren frühere Herstellung bereits beschrieben wurde (Abb. 45). Das bisherige Herstellungsverfahren der „Solcografts" begann mit einer unspezifischen Proteolyse durch das Enzym Ficin. Die Behandlung hatte zur Folge, daß sämtliche antigenwirksamen Eiweiße, mit Ausnahme des Kollagens, abgebaut wurden. Die Wanddicke der

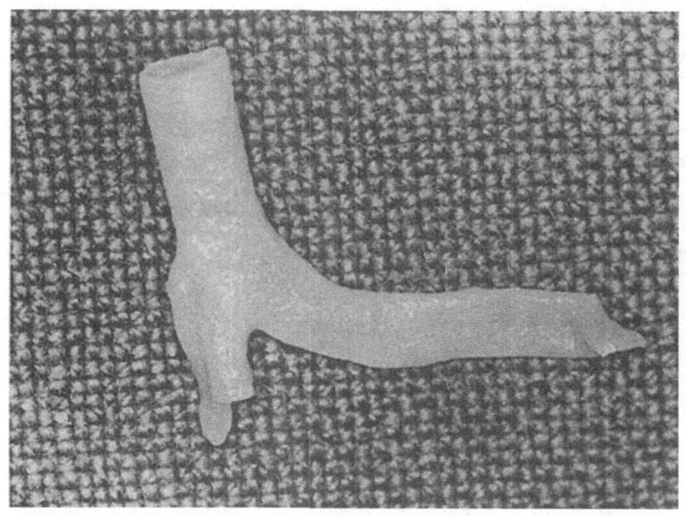

Abb. 45. Solcograft P, Durchmesser 1 mm

Arterien nimmt dadurch stark ab und die Prothesenlänge beträgt etwa 50% mehr als ursprünglich. Weiterhin war die entstandene Röhre — durch das Herauslösen sämtlicher elastischer Bauelemente — vollkommen schlaff und unelastisch. Auch die folgende Gerbung mit Aldehyden konnte diesen Verlust nicht ausgleichen. Die Behandlung mit Dialdehydstärke sollte in erster Linie dazu dienen, das Kollagengerüst im Empfängerorganismus vor enzymatischen Abbau zu schützen. Proteolytische Enzyme des menschlichen Körpers haben ihre Angriffspunkte an den Polypeptidketten eines Eiweißmoleküls, hauptsächlich in den Aminogruppen des N-terminalen Kettenendes und der Lysinseitenketten. Aldehyd reagiert mit diesen Aminogruppen, es entstehen Imine, die den Proteolysefermenten keine Ansatzmöglichkeiten mehr bieten. Das Kollagengerüst ist gegerbt und kann nicht abgebaut werden.

$$R - CH = O + H_2N - R' \rightleftharpoons R - CH = N - R' + H_2O$$

Aldehyd   Amin   Imin   Wasser

Bei dieser Reaktion handelt es sich allerdings um ein chemisches Gleichgewicht und da im Milieu des Empfängerorganismus zunächst kein Aldehyd vorhanden ist, läuft die Reaktion langsam aber stetig rückwärts in Richtung Aldehyd und Amin. So entstehen allmählich wieder die enzymatisch angreifbaren Kollagenmoleküle und die ursprüngliche Prothese verschwindet nach einer nicht vorher bestimmbaren Zeitspanne; die Halbwertzeit dieses Vorgangs kann einige Tage, aber auch ein Jahr betragen (Lichti 1981/82, persönliche Mitteilung). Die beschriebenen physikalischen Mängel, der unregelmäßige Abbau der Prothese und auch die ständige Freisetzung von zytotoxischen Aldehyden führten zur Entwicklung des auch in diesen Tierexperimenten eingesetzten „Solcograft P". Die Behandlung wird jetzt nicht mehr mit Ficin begonnen, um neben dem Kollagen auch andere

Arterienwandbestandteile, insbesondere die elastischen Fasern, als Hauptgarant der Wandstabilität zu erhalten. Die Verschließung der Aminogruppen und die Quervernetzung der Fasern wird mittels einer Dikarbonsäure (Adipinsäurechlorid) erzielt, für die der Körper keine lytischen Enzyme besitzt.

$$R - NH_2 + Cl - CO - R' \rightleftharpoons R - NH - CO - R' + H\,Cl$$

Amin   Säurechlorid   Säureamid

Die Amidgruppierung erweist sich im Körper wesentlich beständiger als die Imine. Um restliche Angriffspunkte für körpereigene Enzyme zu beseitigen, wird die Prothese noch in Ficin inkubiert. Dies aus der Überlegung heraus, daß Eiweiße, die durch Ficin nicht beeinträchtigt werden, auch im Empfängerorganismus bestehen. Die so entstandene Prothese besitzt die gleiche Wandstärke wie die Arterien, hat eine ähnliche Elastizität und wirkt nicht antigen (Lichti 1981/82, persönliche Mitteilung).

Alloplastische Mikrogefäßinterponate: Das Konzept einer primär dichten, aber trotzdem hochporösen Prothese mit antithrombogener innerer Oberfläche führte zur Entwicklung der sog. „expanded PTFE-Prothese". Die Struktur dieser Teflonprothese stellt sich als spindelförmige Knoten dar, die durch feine Fibrillen verbunden sind. Die Länge der Fibrillen in dieser mikroporösen Fibrillenstruktur beträgt bei den hier verwendeten Prothesen 30 μ. Die innere Oberfläche ist mit Karbon beschichtet. Makroskopisch handelt es sich bei der PTFE-Prothese um ein gezogenes Teflonrohr mit glatter Außen- und Innenfläche. Die Prothese ist weich, schmiegsam, gewebsporös und wenig elastisch (Abb. 46).

3 Wochen nach der Operation werden die Tiere getötet. Dieser Zeitraum erschien deshalb als geeignet, da es nach allgemein gültiger Erfahrung in der plastischen Chirurgie bekannt ist, daß die Kollateralisation bereits soweit fortgeschritten ist, daß bei Durchtrennung oder Thrombosierung des ursprünglich ernährenden Gefäßes das Gewebe nicht nekrotisch wird, sondern gut durchblutet bleibt. Die 4 Phasen der Einheilung von Gefäßprothesen nach Vollmar [160] sind zu diesem Zeitpunkt noch nicht abgelaufen; dies ist jedoch in diesem Zusammenhang nicht von Bedeutung.

Nach der Tötung wird der operierte linke Hinterlauf in toto im Hüftgelenk exartikuliert, nach Injektion von Kontrastmittel eine röntgenologische Aufnahme des gesamten Hinterlaufes, sowie eine Mikroangiographie der entnommenen A. femoralis superficialis durchgeführt.

Hierzu wird zunächst die A. iliaca externa proximal des Ligamentum inguinale freipräpariert. Ein Venenkatheter (Angiocath 22, Stärke 0,8 mm) wird in die A. iliaca externa von proximal nach distal eingeführt und mit 2 Ligaturen fixiert. Die V. iliaca externa wird im Bereich des Leistenbandes ligiert. Daraufhin werden Vene und Arterie proximal der Ligatur bzw. der Punktionsstelle durchtrennt. Danach wird der Hinterlauf im Hüftgelenk abgesetzt.

Als Kontrastmittel wird Bariumsulfat (Mikropaque) verwendet. Diesem wird im Verhältnis 10 : 1 unter Erhitzung Gelatinepulver beigemischt. Über den Katheter werden in die Arterie zunächst 10 ml Ringer-Lösung zum Spülen und anschließend sehr langsam 30 ml Formaldehydlösung (10%ig) zum Anfixieren der Gefäße injiziert. Das Kontrastmittel-Gelatine-Gemisch wird, noch in warmem Zustand, ca. 5 min lang unter gleichmäßigem Druck eingespritzt. Bei der Exartikulation verletzte größere Arterien, aus denen Kontrast-

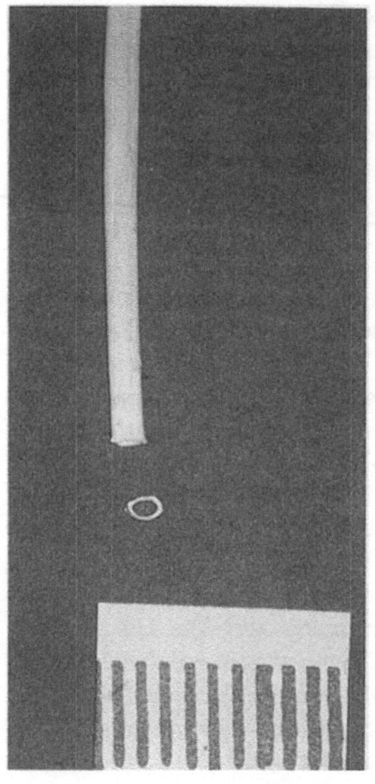

Abb. 46. PTFE-Prothese, Durchmesser 1 mm

mittel entweicht, werden mit Klemmen verschlossen. Auch die proximale A. femoralis wird am Ende der Injektion abgeklemmt, um einen Rückfluß des Kontrastmittels zu verhindern. Zur endgültigen Fixierung wird das Bein mitsamt den Klemmen in eine 10%ige Formaldehydlösung gelegt. Die dem Bariumsulfat beigemischte Gelatine führt im Zuge der Abkühlung zu einer anhaltenden Erstarrung des Kontrastmittels. So können nach Durchfixierung des Beines die Gefäßklemmen entfernt werden, ohne daß das Kontrastmittel wieder ausfließt. Diese Methode hat gegenüber einer Angiographie beim lebenden Versuchstier den Vorteil, daß sich die Gefäßdarstellung nun sehr einfach und beliebig oft ausführen läßt. Die danach herauspräparierte A. femoralis superficialis behält durch die Fixierung sowohl ihre in situ-Proportionen als auch die Kontrastmittelfüllung. Davon gemachte Röntgenaufnahmen — Mikroangiographien — erlauben dann eine genauere Beurteilung der Kaliberverhältnisse im Bereich des Interponats.

Angiographische Ergebnisse

Autologe Veneninterponate

Übersichtsangiographie: Das arterielle Gefäßsystem aller 10 Versuchstiere ist bis in die Peripherie gut mit Kontrastmittel gefüllt. Alle 10 Interponate sind frei durchgängig (Abb. 47).

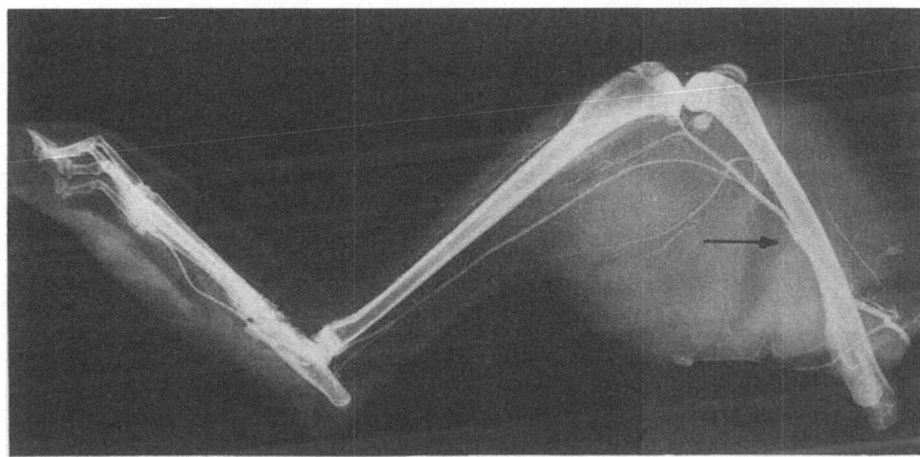

Abb. 47. Durchgängiges Veneninterponat

Mikroangiographie: Hier sind im Bereich der Interponate geringgradige Kaliberunregelmäßigkeiten, jedoch keine Aneurysmen oder hochgradige Stenosen festzustellen. An den Anastomosen sind die Gefäße im Durchschnitt auf 70% der Lumenweite der A. femoralis superficialis proximal des Interponats zwingenförmig eingeengt. Nur bei einer proximalen (Versuchstier Nr. 3) und 2 distalen Anastomosen (Versuchstier Nr. 4 und 32) sind die Lumina auf 50% verschmälert. Im Mittelteil der Interponate zeigt sich eine Aussackung auf durchschnittlich 120% der Arterienweite proximal der Anastomose. In einem Fall ist das Interponat bis auf die doppelte Weite der A. femoralis superficialis dilatiert (Versuchstier Nr. 32); offensichtlich als Folge der hier etwas stärkeren Verengung von 50% der distalen Anastomose (Tabelle 17 u. Abb. 48).

Autologe Arterieninterponate

Übersichtsangiographie: Bei 9 Versuchstieren sind die arteriellen Gefäße bis in die Peripherie gut mit Kontrastmittel gefüllt; die Interponate sind frei durchgängig. Bei Versuchstier Nr. 18 ist die Darstellung der A. femoralis superficialis im Operationsbereich auf einer Länge von 2,5 cm unterbrochen. Feine Kollateralen sind vorhanden.

Mikroangiographie: Wie bei den Veneninterponaten sind auch hier bei den durchgängigen Interponaten im Bereich der Anastomosen keine hochgradigen Stenosen oder weite aneurysmatischen Aussackungen zu beobachten (Abb. 49). Die Anastomosen sind durchschnittlich auf 60–70% der ursprünglichen Arterienweite verengt. Die Mittelteile der Interponate sind jedoch – mit einer Ausnahme – im Gegensatz zu den Veneninterponaten nicht dilatiert, sondern zeigen eine geringe, durchschnittlich 10% gegenüber der proximalen A. femoralis superficialis betragende Engstellung. In einem Fall (Versuchstier Nr. 13) ist das Interponat geringgradig um etwa 20% dilatiert, in einem anderen (Versuchstier Nr. 11) scheint das Interponat von vornherein etwas zu weit distal entnommen worden zu sein,

Tabelle 17. Mikroangiographische Bewertung der autologen Veneninterponate

Veneninterponate Versuchstier	Frei durchgängig	Lumenweite in % der Arterienweite proximal des Interponats			Thrombose
		proximale Anatomose	distale Anastomose	Interponat	
1	+	60	50	100	—
2	+	77	60	155	—
3	+	50	90	150	—
4	+	60	55	120	—
5	+	66	77	111	—
6	+	73	80	126	—
7	+	66	73	126	—
8	+	78	84	131	—
9	+	100	73	133	—
32	+	80	50	193	—
$n = 10$	10	$\bar{x} = 71\%$	$\bar{x} = 69,2\%$	$\bar{x} = 134,5\%$	0

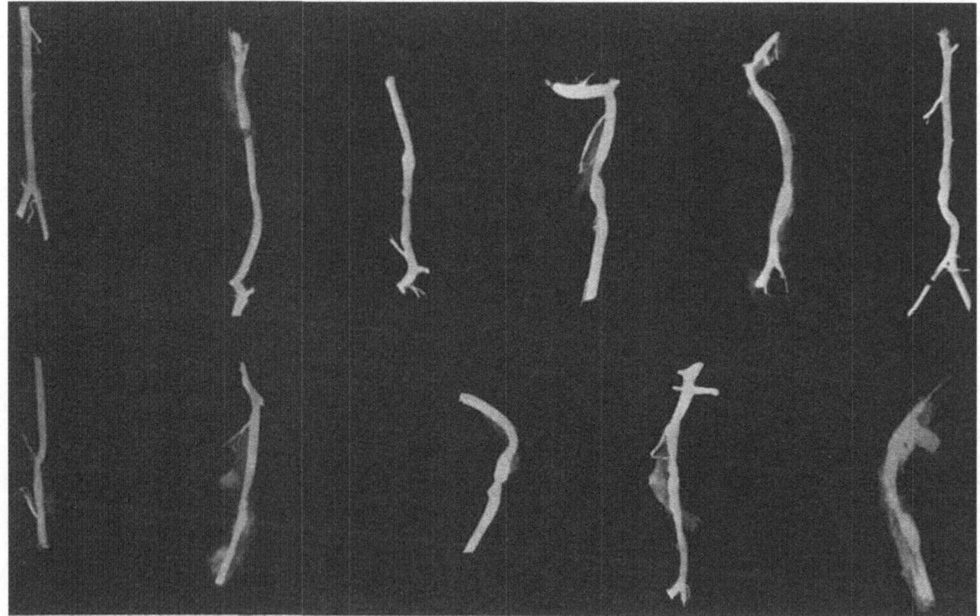

Abb. 48. Mikroangiographien der Veneninterponate (links oben kein Interponat)

da hier das Lumen an den Anastomosen auf 50%, im Mittelteil des Interponats auf 63% der Arterienweite proximal des Operationsbereichs vermindert ist. Das Mikroangiogramm von Versuchstier Nr. 18 zeigt einen totalen Verschluß der A. femoralis superficialis, mit einem Fehlen der Kontrastmittelfüllung über eine Länge von 2,5 cm. In unmittelbarer Umgebung des Verschlusses sind keine Kollateralen zu sehen (Tabelle 18 u. Abb. 50).

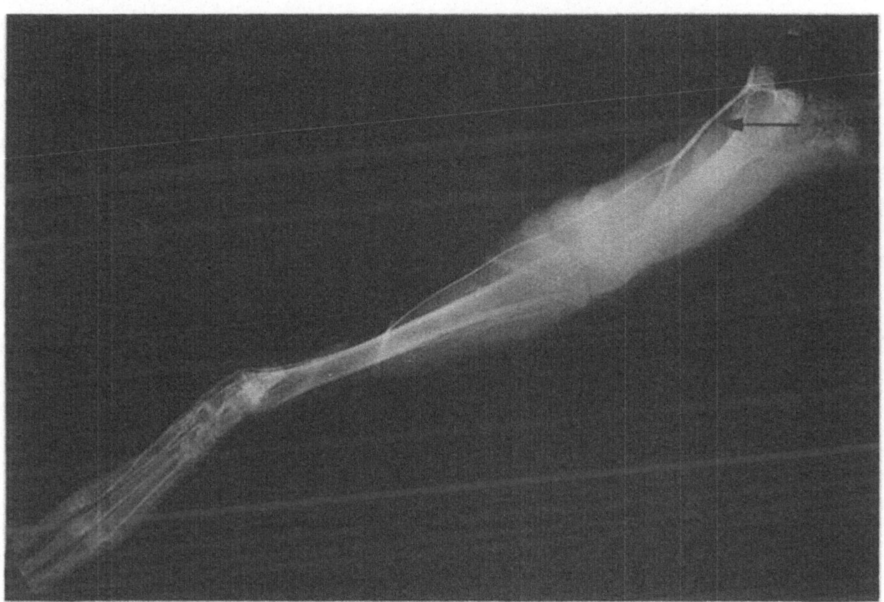

Abb. 49. Durchgängiges Arterieninterponat

Heterologe Interponate („Solcograft P")

Übersichtsangiographie: Die Angiographien von 3 Versuchstieren (28, 29 und 31) lassen im Verlauf der A. femoralis superficialis keine Kontrastmittellücken erkennen. Diese Prothesen sind frei durchgängig, lassen sich jedoch nur bei Versuchstier Nr. 29 eindeutig lokalisieren (Abb. 51). Bei Versuchstier Nr. 28 ist die A. femoralis superficialis in ihrer ganzen Länge gleichmäßig geweitet. Bei Versuchstier Nr. 31 sind nur einige nicht genau deutbare Kaliberunregelmäßigkeiten zu erkennen. Bei 7 Angiogrammen ergeben sich Darstellungslücken im Verlauf der A. femoralis superficialis von 2–3,5 cm Länge. Die Kollagenprothesen sind in diesen Fällen total verschlossen. Zwischen größeren Gefäßen (insbesondere zwischen distaler A. femoralis superficialis und A. femoralis profunda) sind reichlich Kollateralen ausgebildet.

Mikroangiographie: Von den frei durchgängigen Kollagenprothesen lassen sich nur die von Versuchstier Nr. 29 exakt lokalisieren. Bei Versuchstier Nr. 28 ist das Präparat der A. femoralis in ihrem gesamten Verlauf stark geweitet. Durch Anastomosen bedingte Verengungen liegen nicht vor. Bei Versuchstier Nr. 31 sind mehrere Kaliberunregelmäßigkeiten zu sehen, die jedoch keine eindeutige Abgrenzung der Prothese zulassen. Die Mikroangiogramme der verschlossenen Prothesen gleichen in ihren Proportionen den nicht durchgängigen PTFE-Prothesen. Direkte Überbrückungskollateralen sind jedoch kaum ausgebildet, außerdem ist schon hier im Vergleich zu den anderen Prothesenmaterialien eine stärkere Fibrosierung des Operationsgebietes zu erkennen (Tabelle 19 u. Abb. 52).

Tabelle 18. Mikroangiographische Bewertung der autologen Arterieninterponate

Arterieninterponate Versuchstier	Frei durchgängig	Lumenweite in % der Arterienweite proximal des Interponats			Thrombose
		proximale Anatomose	distale Anastomose	Interponat	
10	+	61	61	77	−
11	+	50	50	63	−
12	+	60	53	80	−
13	+	82	64	116	−
14	+	83	83	100	−
15	+	61	61	100	−
16	+	67	67	83	−
17	+	81	75	100	−
18	−	−	−	−	+
36	+	63	58	95	−
n = 10	9	$\bar{x} = 67,6\%$	$\bar{x} = 63,6\%$	$\bar{x} = 90,4\%$	1

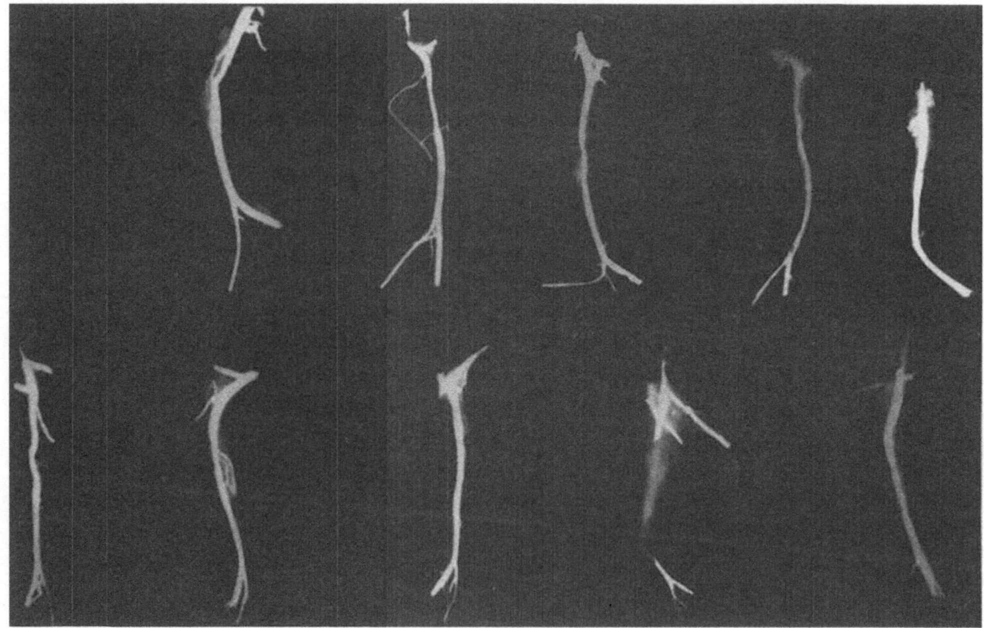

Abb. 50. Mikroangiographien der Arterieninterponate

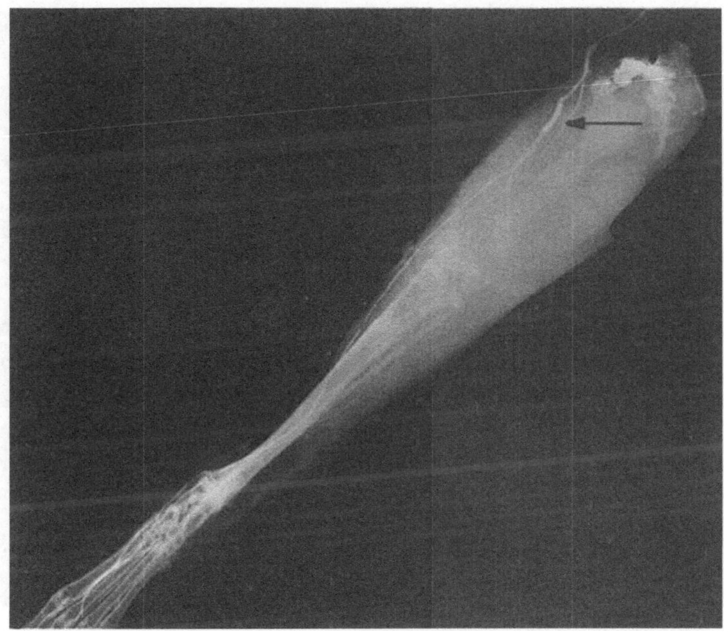

Abb. 51. Durchgängiges Solcograft P-Interponat

Tabelle 19. Mikroangiographische Bewertung der heterologen Interponate

Solcograft P Versuchstier	Frei durchgängig	Lumenweite in % der Arterienweite proximal des Interponats			Thrombose
		proximale Anatomose	distale Anastomose	Interponat	
28	+	$-^a$	$-^a$	$-^a$	−
29	+	83	75	108	−
30	−	−	−	−	+
31	+	$-^a$	$-^a$	$-^a$	−
33	−	−	−	−	+
34	−	−	−	−	+
35	−	−	−	−	+
37	−	−	−	−	+
38	−	−	−	−	+
40	−	−	−	−	+
n = 10	3	x̄ = 83%	x̄ = 75%	n = 108%	7

[a] Anastomosen und Interponat angiographisch nicht eindeutig lokalisierbar

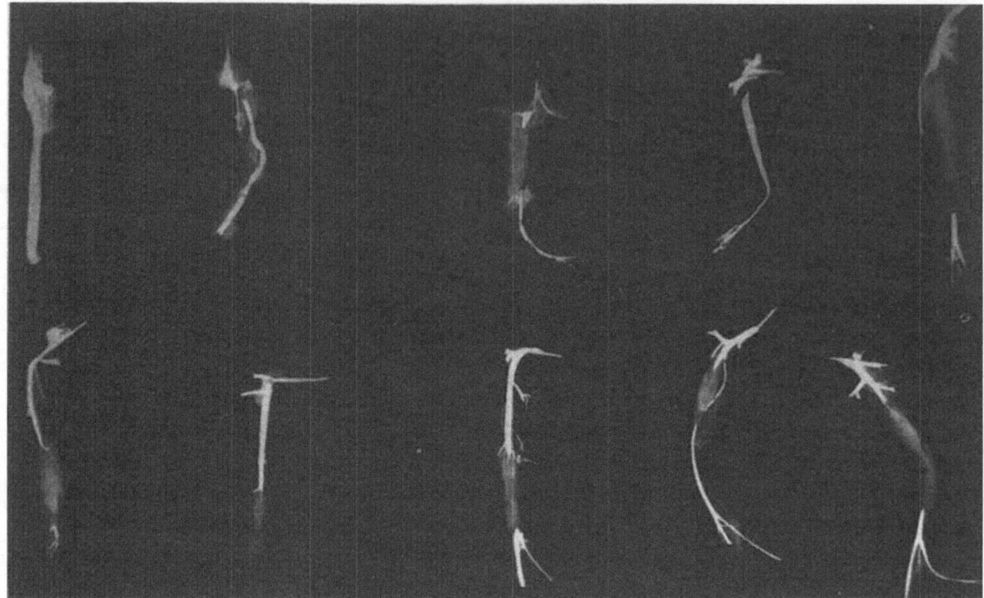

Abb. 52. Mikroangiographien der Solcograft P-Interponate

Alloplastische Interponate (PTFE-Prothesen)

Übersichtsangiographie: 2 Angiogramme (Versuchstier Nr. 19 und 27) zeigen frei durchgängige Interponate sowie eine vollständige Füllung auch der peripheren Gefäße mit Kontrastmittel (Abb. 53). Schon bei der Übersichtsangiographie ist zu erkennen, daß die Prothesen ein gegenüber der Arterie deutlich reduziertes Lumen haben. Bei 8 Versuchstieren liegt ein totaler Verschluß der Gefäßprothese vor, erkenntlich an einer fehlenden Kontrastmittelfüllung der A. femoralis superficialis im Operationsgebiet auf einer Länge von 2–3 cm. Im ganzen Oberschenkelbereich ist zwischen den großen Gefäßen eine Vielzahl von stark geschlängelten Kollateralen zu sehen (Abb. 54).

Mikroangiographie: Die 2 durchgängigen PTFE-Prothesen sind über ihre gesamte Länge konzentrisch auf etwa 50% der Weite der A. femoralis superficialis in diesem Bereich verengt und hakenförmig gebogen. An den Anastomosen liegen im Gegensatz zu Venen- und Arterieninterponaten keine weiteren Einengungen des Lumens vor. Bei den vollständig verschlossenen Prothesen ist im Bereich der Interponate ein etwa 2,5 cm langes Gefäßsegment nicht mit Kontrastmittel angefüllt. Über diese Distanz spannen sich feinste, leicht geschlängelte Kollateralen. Die A. femoralis superficialis distal des Verschlusses zeigt ein normales, gut mit Kontrastmittel gefülltes Kaliber (Tabelle 20 u. Abb. 55).

Eine Zusammenfassung der angiographischen Befunde für die verschiedenen Interponate zeigt Tabelle 21.

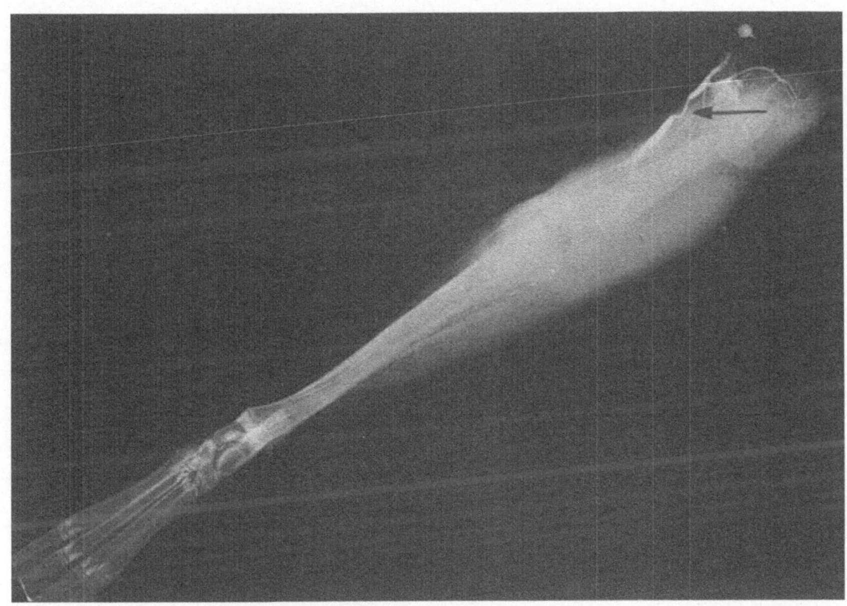

Abb. 53. Durchgängiges PTFE-Interponat

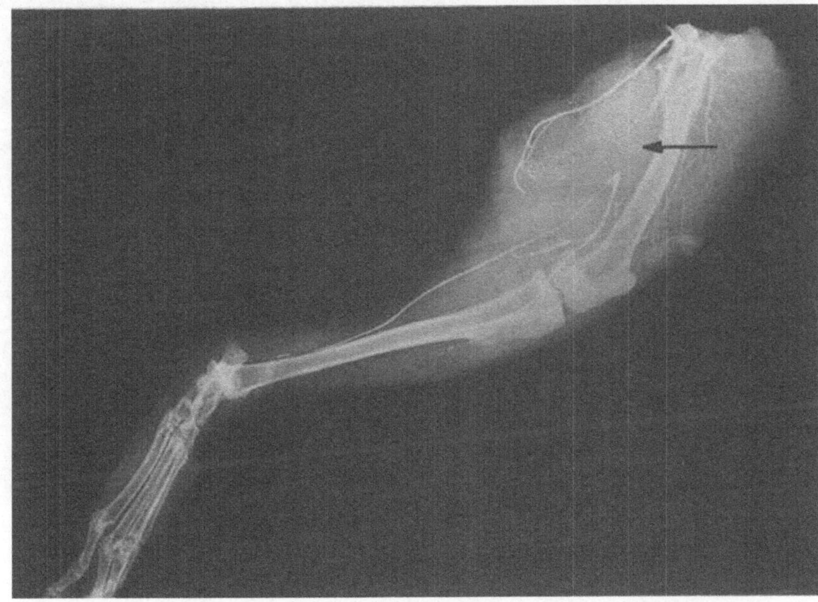

Abb. 54. Thrombosiertes PTFE-Interponat

Tabelle 20. Mikroangiographische Bewertung der alloplastischen Interponate

PTFE-Prothesen Versuchstier	Frei durchgängig	Lumenweite in % der Arterienweite proximal des Interponats			Thrombose
		proximale Anatomose	distale Anastomose	Interponat	
19	+	53	53	53	−
20	−	−	−	−	+
21	−	−	−	−	+
22	−	−	−	−	+
23	−	−	−	−	+
24	−	−	−	−	+
25	−	−	−	−	+
26	−	−	−	−	+
27	+	55	50	50	−
39	−	−	−	−	+
n = 10	2	$\bar{x} = 54\%$	$\bar{x} = 51,5\%$	$\bar{x} = 51,5\%$	8

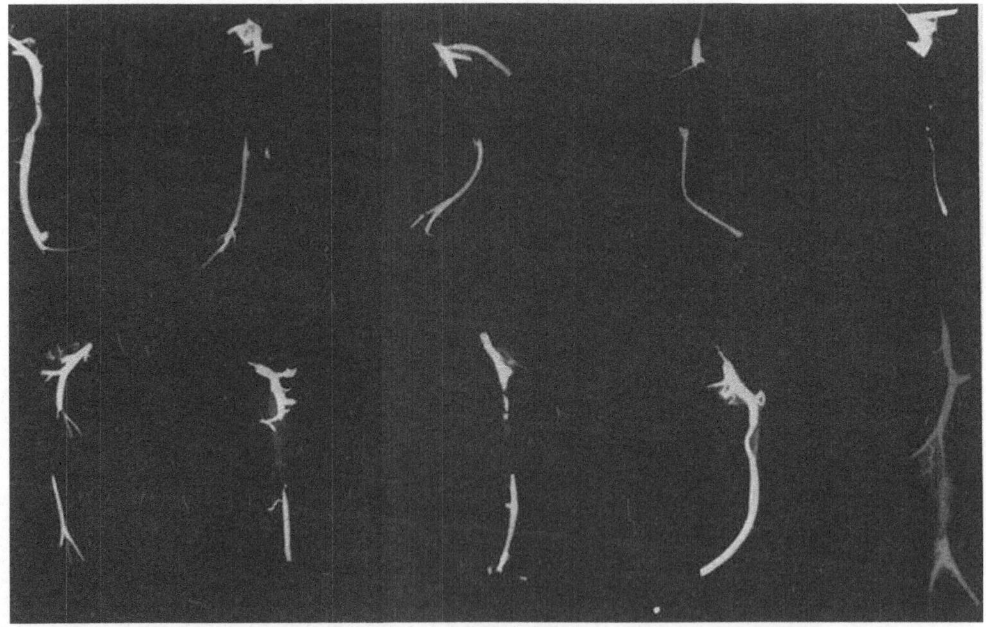

Abb. 55. Mikroangiographien der PTFE-Interponate

Tabelle 21. Übersicht der angiographischen Befunde

	Anzahl der Versuchstiere	Durchgängig	Starke Kaliberveränderungen	Verschlossen
Veneninterponate Versuchstier Nr. 1–9, 32	10	10	3	0
Arterieninterponate Versuchstier Nr. 10–18, 36	10	9	2	1
Kollagenprothesen Versuchtstier Nr. 28–31, 33–35, 37, 38, 40	10	3	1	7
PTFE-Prothesen Versuchstier Nr. 19–27, 39	10	2	2	8

Histologische Ergebnisse

Nach Anfertigung der mikroangiographischen Aufnahmen wurden zur Erstellung der histologischen Befunde folgende Gefäßsegmente in Paraffin eingebettet und mit Hämatoxylin-Eosin sowie nach van Gieson gefärbt:
— Längsschnitt der proximalen Anastomose,
— Querschnitt des Mittelstückes des Interponats,
— Längsschnitt der distalen Anastomose,
— Oberschenkelmuskulatur.

Von den Schnitten der Kollagenprothesen wurde zusätzlich eine PAS-Färbung angefertigt. Die Anastomosen konnten mit Hilfe der Mikroangiogramme direkt makroskopisch oder unter Lupenvergrößerung lokalisiert werden.

Die Schnitte der Oberschenkelmuskulatur zeigen in allen Fällen, bei durchgängigen wie bei verschlossenen Interponaten, keinerlei Auffälligkeiten.

Autologe Mikroveneninterponate: An allen Anastomosen besteht ein fugenloser Übergang von der Arterie in das Veneninterponat, wobei das Lumen im Bereich der Interponate deutlich weiter ist.

Die Wandstrukturen der interponierten Venen zeigen folgende Veränderungen: Die Intima ist aufgrund einer mäßigen adaptiven Fibrose geringgradig verbreitert und in den unmittelbar den Anastomosen benachbarten Bereichen etwas stärker ausgeprägt als im Mittelteil der Interponate. Diese Intimaverbreiterung bzw. Fibrose setzt sich auch ein kurzes Stück weit auf die Arterie fort (Abb. 56). Die Media zeigt z.T. eine geringe Fibrose, bei den meisten Versuchstieren jedoch einen weitgehenden bis totalen Ersatz durch kollagene Fasern. Die bindegewebig umgewandelten Mediastrukturen gehen größtenteils direkt in eine dichte periadventitielle Fibrose über.

Im Bereich der Anastomosen liegen in der Adventitia unterschiedlich stark ausgeprägte Fremdkörpergranulome mit um Nahtmaterial angeordneten Riesenzellen (Abb. 57). Über

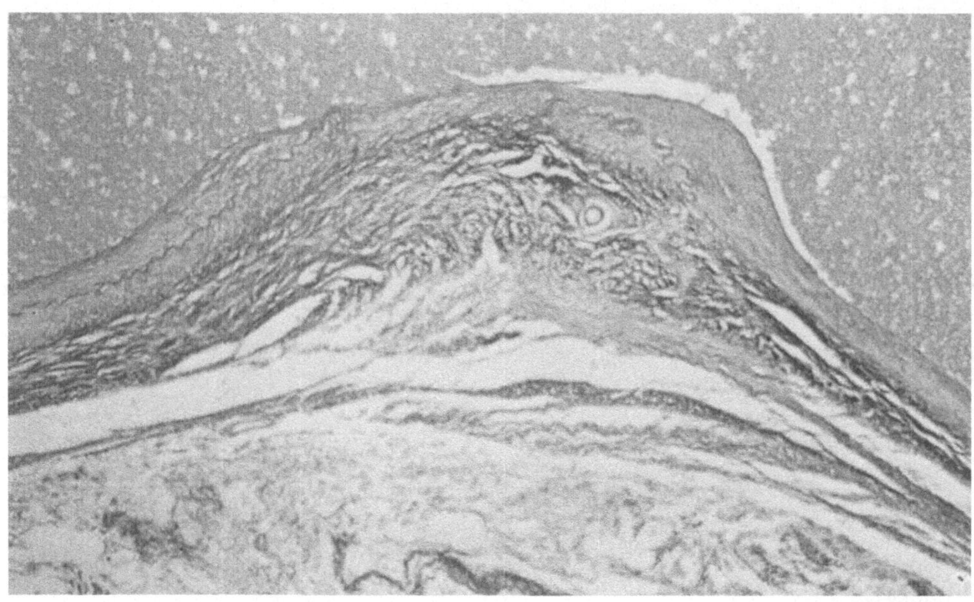

Abb. 56. VT-Nr. 3, EvG, 10 · 7, Veneninterponat, proximale Anastomose: *Links* ist die Arterie mit regelrechter Elastika, *rechts* die fibrosierte Venen zu sehen. Die Nahtstelle wölbt sich über das Fadengranulom in die Gefäßlichtung vor. Deutlich zu erkennen ist die verbreiterte Intima, sowohl in der Arterie als auch in der Vene

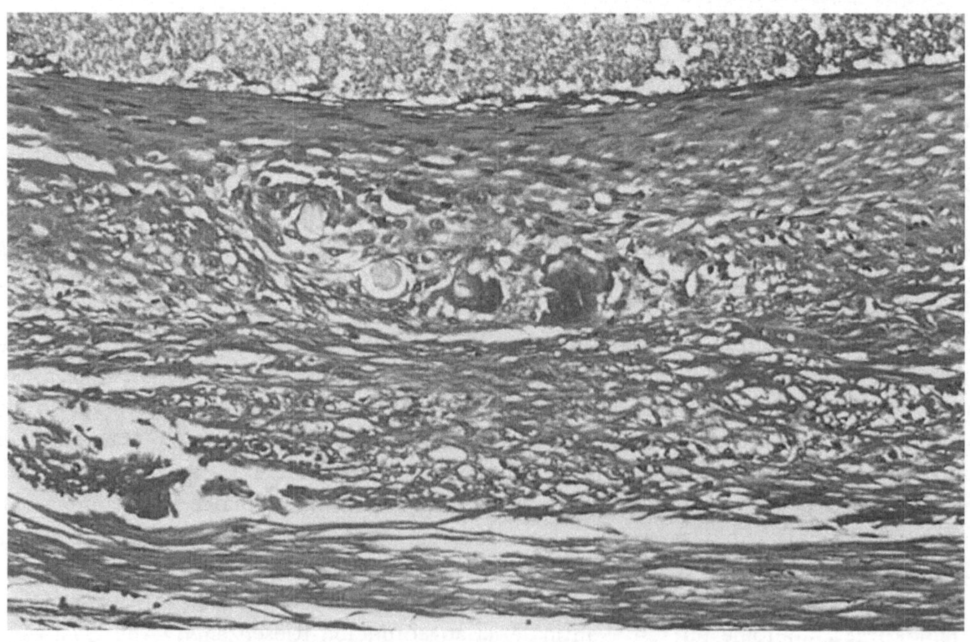

diese Granulome wölben sich die anderen Wandschichten konvex ins Lumen vor, was mikroangiographisch das Bild der zwingenförmigen Einengung der Anastomosen bietet. Es bestehen keinerlei Thrombosen oder Nahtinsuffizienzen bzw. aneurysmatische Veränderungen. Nur in einem Fall (Versuchstier Nr. 32) ist im Abschnitt vor der distalen Anastomose das Interponat deutlich sakkulär dilatiert und die Gefäßwand stark verschmälert, jedoch ohne Zeichen einer Funktionsstörung.

Autologe Mikroarterieninterponate: Bei den durchgängigen Interponaten ist auch hier ein stufenloser Übergang aller Wandschichten von der A. femoralis superficialis ins Interponat zu sehen. Das Lumen der interponierten Arterie ist im Gegensatz zu den Veneninterponaten etwas enger als in der Originalarterie. Die Wandstrukturen der Interponate sind in den meisten Fällen unverändert und zeigen insbesondere im Querschnitt durch den Mittelteil den histologischen Normalbefund einer Arterie. Die Intima weist an den Anastomosen eine leichte, im Mittelteil keine oder nur eine mäßige adaptive Fibrose auf (Abb. 58). Bei den Fällen mit leichter Intimafibrose liegt auch eine Fragmentierung der Membrana·elastica interna vor. Die Media zeigt teils keine Veränderungen, teils eine Durchsetzung mit einzelnen kollagenen Fasern, hauptsächlich in den äußeren Schichten. Die aus dicht beieinander liegenden, parallel geschichteten kollagenen Fasern bestehende periadventitielle Fibrose ist hier im Vergleich zu den Veneninterponaten stärker ausgeprägt. Diese erscheint auch — im Zusammenwirken mit der geringen Intima- und Mediafibrose — die Hauptursache für die homologe Engstellung der Interponate zu sein. In der Adventitia liegen vor allem im Bereich der Anastomosen Fadengranulome mit Fremdkörperriesenzellen um Nahtmaterial, die von reichlich Bindegewebsfasern umgeben sind, was zu einer Vorbuckelung der inneren Wandschichten ins Lumen führt (Abb. 59).

Das Interponat von Versuchstier Nr. 18 ist durch eine Thrombose vollständig verschlossen. Diese scheint vom Mittelteil des Interponats auszugehen, da die Anastomosen weitgehend unauffällig sind. Im Querschnitt des Mittelteils ist zu sehen, daß die inneren Wandschichten an einer Stelle aufgebrochen und mit reichlich Nahtmaterial durchsetzt sind. Die Thrombose ist hier schon organisiert und mit der angrenzenden Intima verwachsen; sie setzt sich als Appositionsthrombose bis in den Bereich der Anastomosen fort und ist dort erst 1—2 Tage alt. Die übrige Wandung dieses Interponats zeigt ein den durchgängigen Gefäßen entsprechendes Bild (Abb. 60).

Heterologe Mikrogefäßinterponate: Die Wandung der 3 durchgängigen Kollagenröhren ist sehr dünn und besteht nur aus Resten von zellfreiem Material und wenigen Schichten kollagener Fasern. Die Wandstärke ist in ihrem Verlauf sehr unregelmäßig und erzeugt so eine wellige Oberfläche. Der Übergang an den Anastomosen ist relativ glatt, es liegt kein Kalibersprung vor. In diesem Bereich sind auch Endothelien auf der inneren Oberfläche des

---

Abb. 57. VT-Nr. 3, HE, 16 · 9, Veneninterponat, proximale Anastomose: Zwischen Veneninterponat und Arterie besteht ein fugenloser Übergang. Um monofiles Nahtmaterial ist eine Fremdkörperreaktion mit Riesenzellen zu sehen, das Lumen ist mit Kontrastmittel angefüllt

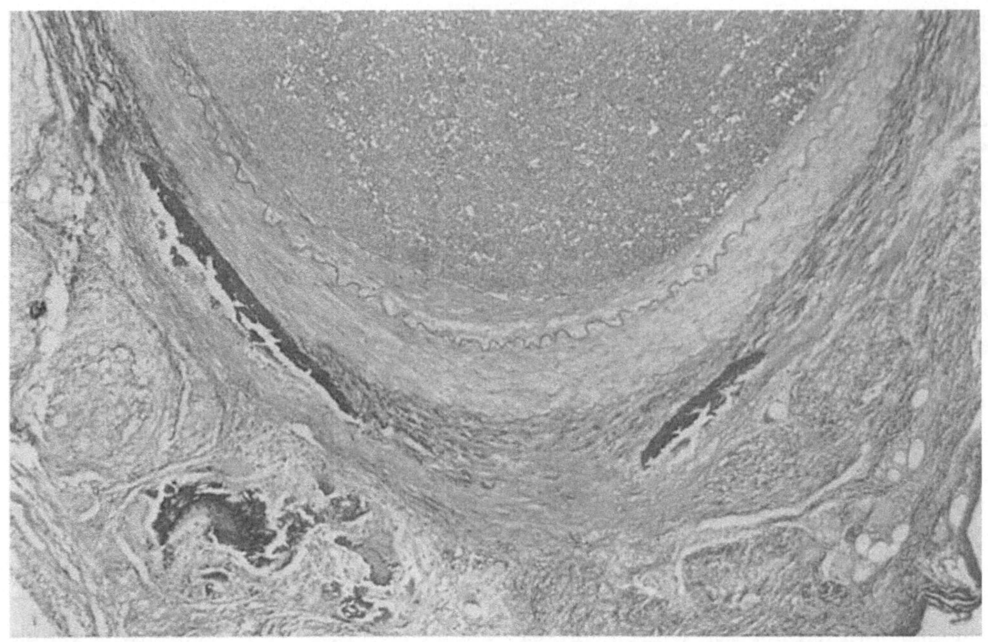

Abb. 58. VT-Nr. 10, EvG, 6,3 · 8, Arterieninterponat. Querschnitt in der Mitte des Interponats: Die Arterienwandung ist gut erhalten und zeigt eine leichte Intimafibrose sowie eine unveränderte Media und Membrana elastica interna. Am Übergang Media-Adventitia sind kleinere Verkalkungen, in der Adventitia reichlich Nahtmaterial mit umgebender Fibrose zu sehen

Interponats zu sehen. Die Prothesenwand ist von einem lockeren Bindegewebe umgeben, in das einzelne Fadengranulome eingelagert sind. Eine nennenswerte entzündliche Infiltration ist nicht nachweisbar (Abb. 61 u. 62).

Ein ganz anderes Bild bieten die verschlossenen Heterografts. Das Lumen wird an den Anastomosen vollständig durch alte, organisierte Thromben ausgefüllt, die sich in dem Mittelteil der Prothese und bis in die Arterie als Appositionsthrombose fortsetzen. Im Bereich der Anastomosen ist die Prothese abgebaut, anstelle der Wandung sieht man hier dichte zelluläre Infiltrate mit reichlich Fremdkörperriesenzellen. Im weiteren Verlauf ist die Wandung schattenhaft als ehemals muskuläre Arterie zu erkennen, d.h., keine Zellkerne sind vorhanden, nur Faserfragmente. Diese Wandung erscheint vollkommen unverändert und enthält auch keinerlei eingewanderte Entzündungszellen. In der Adventitia dagegen liegt wieder eine dichte Makrophageninfiltration mit massenhaft Riesenzellen vor, die sich z.T. um einzelne Faserbruchstücke gruppieren. Diese Infiltration reicht bis weit in das angrenzende Gewebe hinein (Abb. 63 u. 64).

Alloplastische Mikrogefäßinterponate: Die Anstomosen der beiden durchgängigen Prothesen (Versuchstier Nr. 19 und 27) zeigen einen deutlichen Kalibersprung, wobei das Lumen des Interponats etwa 50% der Originalarterienweite beträgt. Arterie und Interponat sind am Außenrand der Prothese zusammengeführt, so daß die inneren Anteile der Prothesenwand

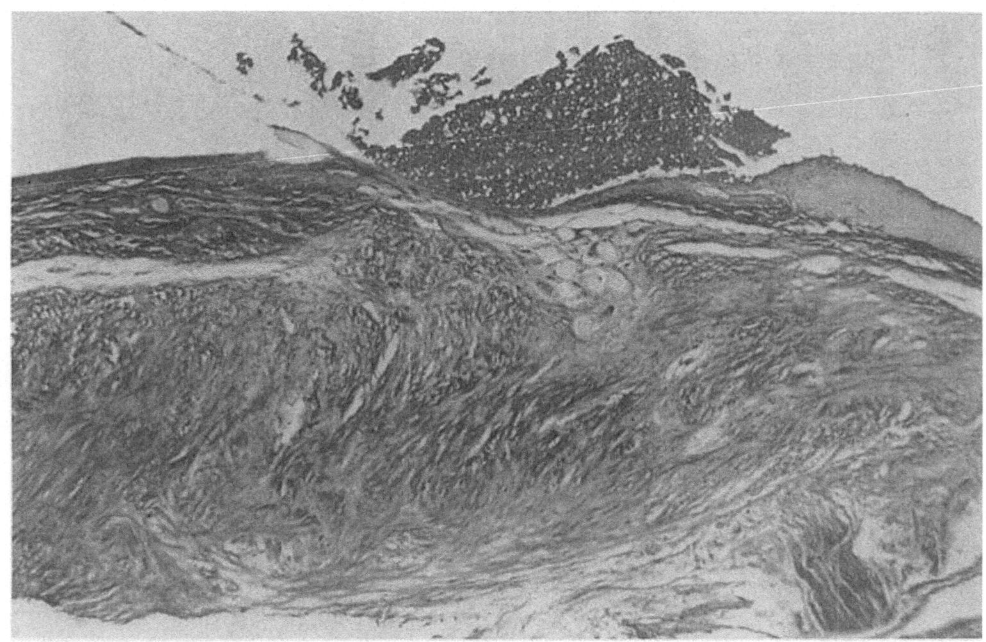

Abb. 59. VT-Nr. 12, EvG, 6,3 · 8, Arterieninterponat, proximale Anastomose: Es bestehen geringe Oberflächenunebenheiten am Übergang der Arterie ins Interponat. Weiterhin fallen die erhebliche Fibrose um das Nahtmaterial und die deutlich ausgeprägte Intimahyperplasie sowie Mediafibrose am Anfang des Interponats auf

in die Lichtung der Anastomose vorspringen. Diese Kante wird von einem intimalen Gewebe überzogen und so zum Teil ausgeglichen. Die Lichtungen der Interponate sind frei durchgängig und mit einer Neointima ausgekleidet. Diese besteht aus dicht liegenden kollagenen Fasern und ist in der Nachbarschaft der Anastomosen schon mit Endothel überzogen (Abb. 65). Die Kunststoffprothesen sind sowohl von der Außenweite als auch vom Lumen her jeweils auf einem Drittel der Wandbreite mit reichlich Makrophagen, einzelnen Fibroblasten und einzelnen Fremdkörperriesenzellen durchsetzt. Dazwischen liegen vereinzelt neugebildete, feine, kollagene Fasern. Das Infiltrat erscheint bandförmig, d.h., die Dichte nimmt von den äußeren bzw. den lumenseitigen Schichten zu den inneren hin ab. Im Bereich der Anastomosen und auch relativ weit proximal bzw. distal dieser ist in der Arterienwand reichlich Nahtmaterial mit den entsprechenden Fremdkörperreaktionen zu sehen. In der Umgebung der Gefäße besteht eine lockere Fibrose.

Die Lichtungen der nicht durchgängigen Gefäße sind vollständig durch Thrombosen verschlossen. Im Bereich der Anastomosen sind diese Thrombosen organisiert und zum Teil fein revaskularisiert, also ca. 3 Wochen alt, während sie im Zentrum der Prothesen noch frischer sind. In einigen Fällen sind an den Anastomosen Teile der Arterie als Fragmente in der Thrombose vorhanden oder die Arterienwand ragt mit einer breiten Intima-Media-Kante ins Lumen hinein (Abb. 66). An den Anastomosen verursacht die Retraktion der organisierten Thrombosen eine Engstellung des Arterienstumpfes, so daß sich die Kaliberverhältnisse hier nicht sicher beurteilen lassen. Die Arterienwandung ist oberhalb der pro-

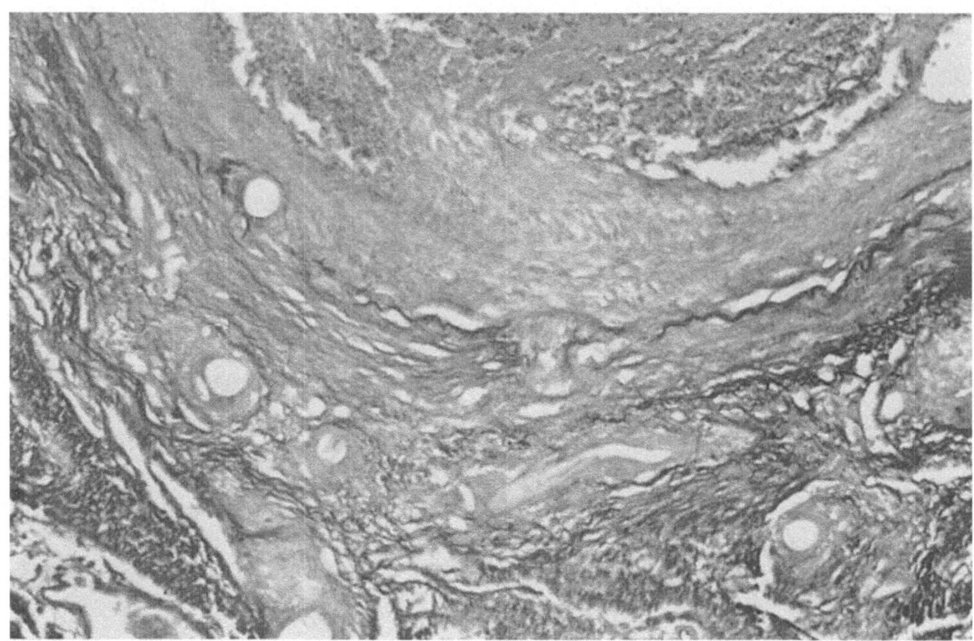

Abb. 60. VT-Nr. 18, EvG, 16 · 9, Arterieninterponat, Querschnitt in der Mitte des Interponats: Das Gefäßlumen ist von einer bereits organisierten Thrombose ausgefüllt, die an ihrer Basis mit der Intima verwachsen ist. Hier ist die Kontinuität der Wandschichten aufgebrochen, und reichlich Nahtmaterial ist überall, auch innerhalb der Elastika, vorhanden

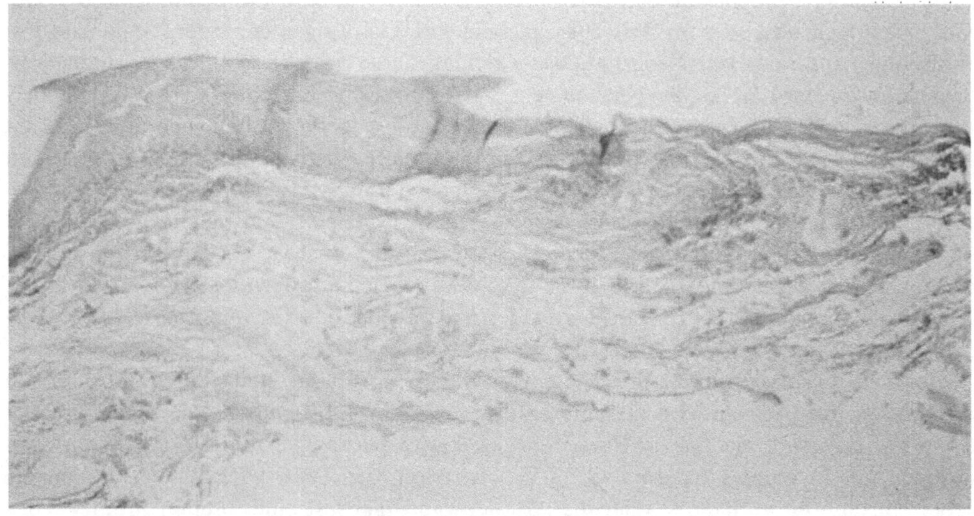

Abb. 61. VT-Nr. 29, EvG, 6,3 · 9, Kollagenprothese, proximale Anastomose: An der Nahtstelle sieht man links die Arterie, rechts das aus wenigen Faserlagen bestehende Interponat. Um die Anastomose besteht eine leichte entzündliche Reaktion

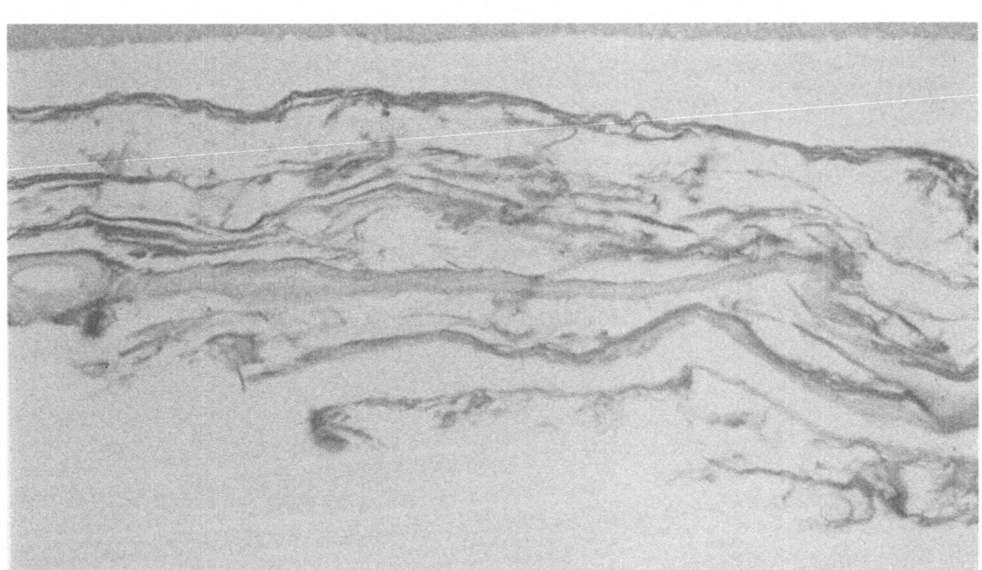

Abb. 62. VT-Nr. 31, EvG, 16 · 9, Kollagenprothese, mittlerer Abschnitt: Die Wandung des Interponats besteht aus wenigen, längsgerichteten Bindegewebsfasern. Es liegt keine Entzündung vor, von dem ursprünglichen Solcograft P ist nichts zu sehen

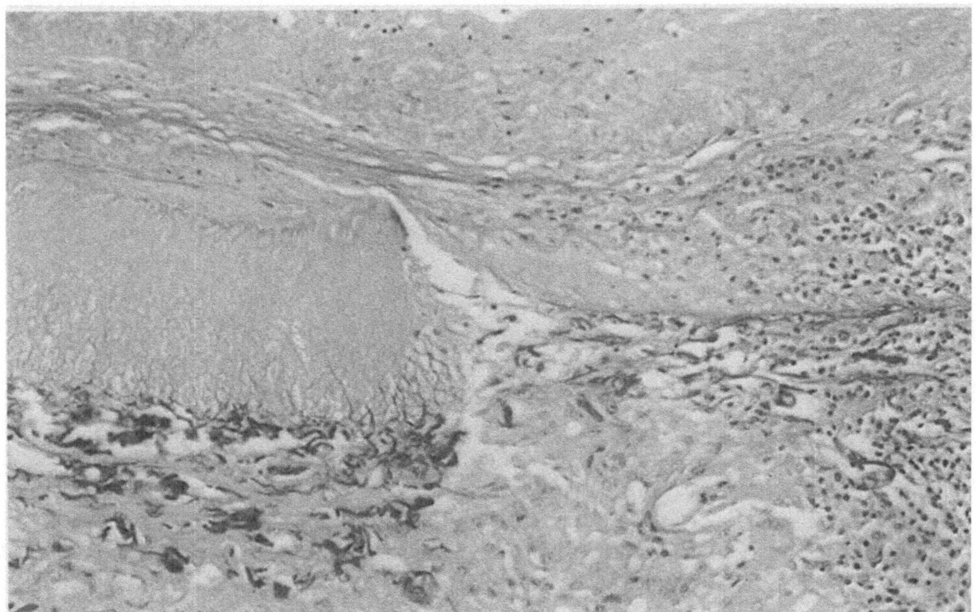

Abb. 63. VT-Nr. 40, EvG, 16 · 9, Kollagenprothese, Anastomose: Eine Arterienwandung ist an der Anastomose nur rudimentär erhalten, zusätzlich besteht eine heftige entzündliche Reaktion. Makrophagen und Riesenzellen ummauern die Prothese und sind bis in die aufgesplitterte Adventitia eingedrungen. Die inneren Wandschichten sind unverändert und zellfrei. Im Lumen liegt eine alte Thrombose

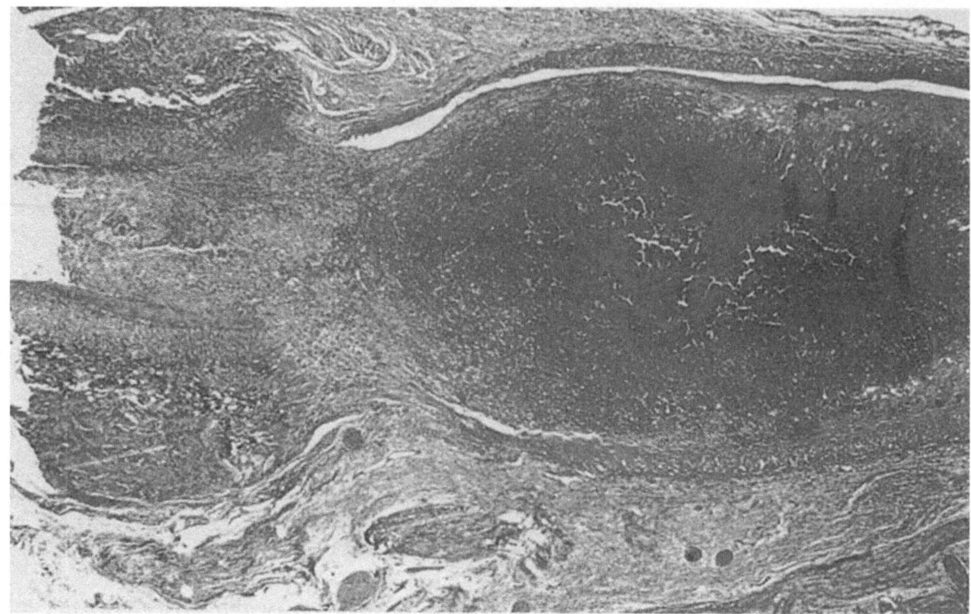

Abb. 64. VT-Nr. 37, HE, 2,5 · 11, Kollagenprothese, proximale Anastomose: *Links* ist der Anfang der Prothese zu erkennen, von einem massiven Infiltrat umgeben. Deren Lumen und die Anastomose sind von einer, schon bindegewebig organisierten, Thrombose verschlossen, die sich noch frischer auf die Arterie (*rechts*) fortsetzt

ximalen bzw. unterhalb der distalen Anastomose durch Nahtmaterial aufgesplittert und mit Fremdkörperriesenzellen sowie hämosiderinspeichernden Makrophagen durchsetzt. Dieses Infiltrat ist teilweise auch im Spalt zwischen Arterien- und Prothesenrand sowie an der Innenseite des Anfangstückes der Interponate vorhanden. In der Umgebung der Prothesen liegt eine geringe Fibrose vor; hier verlaufen etliche feine Überbrückungskollateralen.

Diskussion der Versuchsergebnisse

Die Durchgängigkeitsraten von 100% bei Venen- und 90% bei Arterientransplantaten sind ein Indiz für die uneingeschränkte Tauglichkeit dieser autologen Materialien als mikrochirurgischer Gefäßersatz. Sie bezeugen andererseits auch das Beherrschen der mikrovaskulären Operationstechnik.

Die unbefriedigenden Resultate mit der Polytetrafluoräthylenprothese scheinen hauptsächlich auf technischen Schwierigkeiten und Fehlern zu beruhen, während bei der Kollagenprothese qualitative Mängel des bovinen Heterografts selbst im Vordergrund stehen.

Hierzu im einzelnen:

a) Autologe Mikroveneninterponate. Die z.T. starke Weitstellung der Veneninterponate gegenüber der Arterie ist weniger eine Anpassung an den arteriellen Druck, als in der Tatsache begründet, daß die Begleitvene der A. femoralis superficialis als Spendergefäß ver-

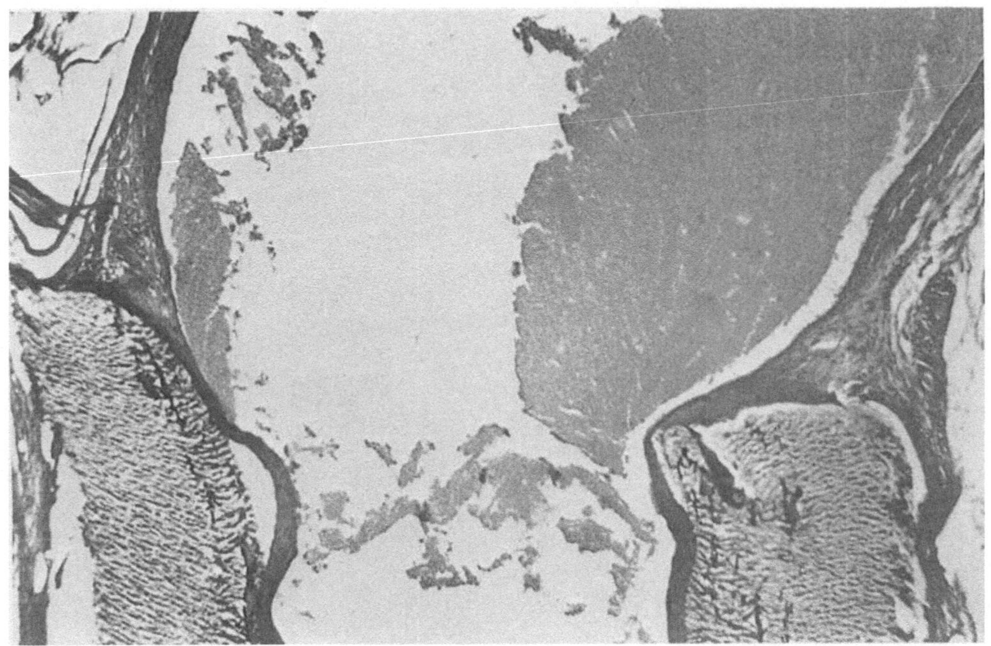

Abb. 65. VT-Nr. 19, HE, 16 · 9, PTFE-Prothese, proximale Anastomose: An der Anastomose besteht ein Kalibersprung, die Intima der Arterie geht allerdings ohne Unterbrechung
in die bereits mehrschichtige Neointima der Prothese über. Der kantige Vorsprung der
Kunststoffwand ins Lumen wird durch die dort breitere intimale Zellschicht teilweise ausgeglichen

wendet wurde. Diese ist von vorneherein etwas weiter als die Arterie. Dieser Tatbestand
und eine evtl. bestehende Wandschwäche bzw. traumatische Schädigung bei der Präparation werden wohl die Ursache für die Dilatation des Interponats auf die doppelte Arterienweite bei Versuchstier Nr. 32 sein. Wenn im klinischen Gebrauch die Spendervene so ausgewählt wird, daß sie etwa 2/3 des Durchmessers der zu ersetzenden Arterie mißt [128],
dürften stärkere Dilatationen, die mitunter zu gerinnungsfördernden Turbulenzen oder zur
Ruptur führen können, ausbleiben.

Die zwingenförmigen Einengungen im Anastomosenbereich, die durch die Vorwölbung
von Fadengranulomen ins Lumen entstehen, würden sich in einem Zeitraum von 12 Wochen
zurückbilden. Innerhalb dieser Zeitspanne werden die verwendeten Polyglactin (Vicryl)-
Fäden vollständig resorbiert und die Fremdkörpergranulome verschwinden [78].

Die histologischen Befunde zeigen einen nahezu fugenlosen Übergang der Wandschichten
der Arterie in das Interponat, womit die Hauptforderung an eine mikrochirurgische Anastomose, nämlich die genaue Apposition der Gefäßenden erfüllt ist. Die Gefahr eines Verschlusses durch Thrombose ist bei solchen Anastomosenverhältnissen und zusätzlich einer
weitgehend atraumatischen Behandlung der Interponate bei Entnahme und Implantation
sehr gering [13]. Hierin ist letztlich auch der Grund für die 100%ige Durchgängigkeit dieser
Versuchsreihe zu sehen.

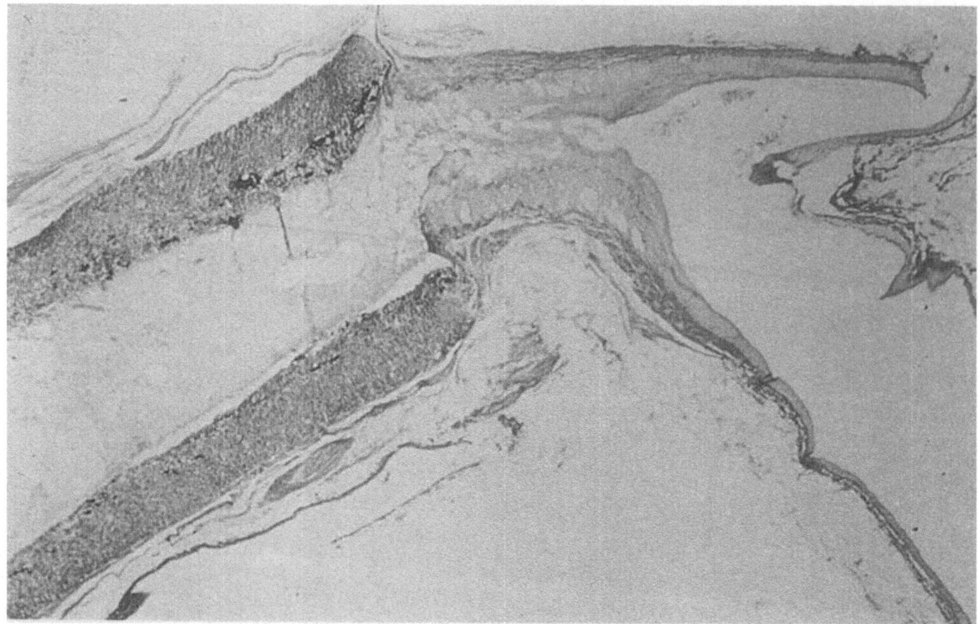

Abb. 66. VT-Nr. 23, EvG, 2,5 · 8, PTFE-Prothese, distale Anastomose: Das Lumen der Prothese und der Anfangsteil der Arterie sind mit einer, im Stadium des Granulationsgewebes befindlichen Thrombose verschlossen. Die Anastomose ist leicht geknickt, und ein Teil der Arterienkante steht in die Gefäßlichtung vor

Die lichtmikroskopisch erkennbaren, feingeweblichen Veränderungen an Anastomosen und Transplantaten stimmen mit den Beobachtungen anderer Autoren überein [19, 57, 111]. Für die insgesamt leichte, nur im unmittelbaren Anastomosenbereich stärker hervortretende Intimaverbreiterung sind die Proliferation von myointimalen Zellen und eine gesteigerte Faserproduktion dieser zuständig. Als Ursache hierfür spielen mehrere Faktoren gleichzeitig eine Rolle:

— Der Verlust der Kontinuität der Membrana elastica interna an den Anastomosen und das sich dort bildende Regenerationsgewebe lösen die stärkere intimale und subintimale Verbreiterung in diesem Bereich aus [13, 121].

— Endothelverlust bzw. lokale Endothelschäden führen zu verstärkter Insudation von Blutbestandteilen in die intimalen Gewebsschichten, wodurch Zell- und Faserproliferation induziert werden [61, 63].

— Die Belastung der Venenwand durch den arteriellen Druck regt in erster Linie die Intimamyozyten zur Teilung und Faserproduktion an [63, 149].

Aus den angeführten Punkten ist zu ersehen, daß eine Hyperplasie der Intima die unvermeidbare Reaktion einer Vene auf die chirurgischen Maßnahmen im Zuge einer Gefäßinterposition ist. Diese Reaktion kann jedoch bei schonender Behandlung des Transplantats und exaktem Anlegen der Anastomosen keinen größeren Einfluß auf die Durchgängigkeit der Interponate erlangen, wie es die Resultate der vorliegenden Versuche deutlich zeigen.

Ein weiterer, mit der Literatur übereinstimmender Befund ist die unterschiedlich weit fortgeschrittene Mediafibrose. Dieses ist kein druckreaktiver Prozeß, sondern eine Antwort auf die mangelhafte Versorgung der mittleren Wandschichten mit Nährsubstanzen und Sauerstoff [149]. Als Ursache dafür kommt letztlich die Ischämie in Frage, die durch die, bei der Präparation und Entnahme einer Vene, zwangsläufige Zerstörung der adventitiellen Vasa vasorum entsteht. Da aber die Wand eines Blutgefäßes in dieser Größenordnung (Lumenweite 1 mm) hauptsächlich direkt durch Perfusion vom Blutstrom her ernährt wird [148] und dieser Vorgang auf Dauer durch die bestehende Intimaverbreiterung behindert ist, ist darin der Hauptgrund für die Mangelernährung der Media zu sehen. Die entstandenen Nekrosen werden durch Bindegewebe organisiert, das dann meist direkt in die Adventitia übergeht.

Die periadventitielle Fibrose stellt die Verbindung zum Transplantatlager dar und ermöglicht durch die Ausbildung neuer Gefäße den Anschluß des Interponats an das umgebende Kapillarnetz [168].

Die Zunahme der Wandstärke eines Veneninterponats im arteriellen System ist also keine „Arterialisierung" mit Vermehrung von muskulären Elementen, sondern ein Ausdruck der Intimahyperplasie sowie der medialen und periadventitiellen Fibrose. Die interponierte Vene erfüllt die Aufgabe als arterieller Blutleiter ausgezeichnet, die physikalischen Eigenschaften einer Arterie, wie Dehn- und Biegsamkeit und Druckreaktivität erlangt sie jedoch nicht. Im Gegenteil, die Bindegewebsvermehrung läßt ein relativ starres Rohr entstehen.

b) Autologe Mikroarterieninterponate. Indem als Interponat ein, in allen seinen Proportionen dem zu ersetzenden Arteriensegment identisches, Gefäßstück verwendet wurde, liegen hier geradezu ideale Einheilungsverhältnisse vor. Der Übergang von Arterie zu Interponat ist fließend, die Einengung an den Anastomosen entsteht auch hier durch adventitielle Fadengranulome, über die sich die inneren Wandschichten vorwölben. Die gegenüber der Originalarterie zu beobachtende Lumenreduzierung ist hauptsächlich eine Folge der leichten Intimafibrose, die wiederum im Anastomosenbereich deutlicher, im Mittelteil der Interponate nur mäßig oder gar nicht ausgebildet ist. Insgesamt sind die Kaliberunregelmäßigkeiten beim Übergang Arterie–Interponat–Arterie sichtlich geringer als bei Venentransplantaten.

Die Arteriensegmente wurden mit der gleichen Technik und Sorgfalt präpariert, entnommen und interponiert wie die Venen, so daß als Ursachen für die proliferativen Prozesse nach der Implantation im Vergleich eigentlich nur die Anpassung an den arteriellen Druck entfällt. Die Intimahyperplasie ist jedoch deutlich schwächer ausgeprägt, so daß angenommen werden muß, daß diese bei den Veneninterponaten in ihrer stärkeren Ausbildung hauptsächlich durch erhöhten intravasalen Druck induziert wird. Bei den Arterien selbst ist die geringe Zellvermehrung in der Intima eine Reaktion auf Schäden am Endothel und der elastischen Membran sowie der Ischämie im Zuge der Entnahme der Interponate [61, 111].

Die nahezu unveränderte Media ist ein Zeichen für die weiterhin durch die mäßige Intimafibrose kaum behinderte Nutrition der tieferen Wandschichten vom Gefäßlumen her. Es zeigt auch, daß Vasa vasorum (bzw. deren Unterbindung) für die Ernährung der Media in sehr kleinen Gefäßen kaum eine Rolle spielen. Der vollständige Erhalt der Arterienwand und die weitgehend ausbleibende Neubildung von Bindegewebe sind der Grund für die herausragende biologische Wertigkeit dieses Ersatzmaterials; die Gefäße verlieren weder ihre Elastizität, noch ihre Stabilität [169]. In einigen Fällen wurden Seitenäste unterbunden, so daß im Vergleich zu den Venen häufiger Nahtmaterial auch im Mittelteil der Interponate zu sehen ist. Damit verbunden sind vermehrte Fremdkörperreaktionen und teilweise breitere adventitielle Fibrosen, was möglicherweise auch einen Teil zur geringen Lumenverengung beiträgt. Durch die Verwendung des resorbierbaren Fadens ist dies aber eine reversible Erscheinung.

Die ungünstig gelegte Ligatur eines Seitenastes dürfte dann auch der Ausgangspunkt für die Thrombose bei dem einen verschlossenen Arterieninterponat gewesen sein.

9 durchgängige von 10 Transplantaten sind eine Erfolgsquote, die sich in die bisher beschriebenen mikrochirurgischen Untersuchungen, mit 80–100% Durchgängigkeit [31, 111, 121, 123] einreihen läßt und den Wert der autologen Arterie als Gefäßersatz in der Mikrochirurgie trotz der seltenen praktischen Anwendungsmöglichkeit, unterstreicht.

c) Heterologe Mikrogefäßinterponate. Ein Vergleich der histologischen Befunde der Kollagenprothesen mit den früheren Untersuchungen zum bovinen Heterograft ist nur bedingt möglich, da das neue Herstellungsverfahren erst seit 1979 angewandt wird und dazu keine histologischen Schnitte vorliegen. Das gegensätzliche Bild, das durchgängige und verschlossene Prothesen bieten, deutet auf qualitative Unterschiede zwischen den einzelnen Grafts hin. Unwahrscheinlich ist, daß es sich um so stark verschiedene Reaktionen der einzelnen Versuchstiere auf ein qualitativ einheitliches Implantat handelt. Die heftige zellulare Reaktion mit massenhaft Fremdkörperriesenzellen vollzieht sich um eine Prothesenwand, in die bis dato keine Zellen eingedrungen sind. Eine eindeutige Ursache für selten beobachtete Fremdkörperreaktionen konnte auch für die früher verwendeten Heterografts nicht gefunden werden [147]. Die damals diskutierten Rückstände von zytotoxischen Sterilisations- und Konservierungsmitteln scheiden als Grund aus, da die Lagerung der Solcografts schon seit 1976 in einem physiologischen, gewebefreundlichen Milieu vorgenommen wird.

Bei histologischen Untersuchungen mit dem Vorgänger des „Solcograft P" war die Prothesenwand nach 21 Tagen zwar auch noch zellfrei (vereinzelt eingewanderte Fibroblasten wurden nach 1 Monat beobachtet), aber vom Rand her hatte zu diesem Zeitpunkt der Abbau der Kollagenröhre schon begonnen [165], während bei den hier vorliegenden Prothesen gerade um die adventitiellen Fasern massenhaft Riesenzellen liegen, so daß man von einem richtigen Abbauvorgang nicht sprechen kann. Da weiterhin auch keine nennenswerte immunologische Reaktion nachweisbar ist, läßt dies nur einen Schluß zu: Es kommt zu keinem erkennbaren Einwachsen von neuem Bindegewebe in das dichte kollagene Fasergerüst und die Wandbestandteile der Prothese sind als Folge der Behandlung mit Adipinsäure derart unangreifbar geworden, daß sie im Gesamten als Fremdkörper wirken und daher massenhaft Makrophagen zu Riesenzellen konfluieren lassen. Diese Reaktion läßt sich am ehesten mit den Fremdkörperabstoßungen aus den Anfangszeiten des alloplastischen Gefäßersatzes vergleichen, als noch absolut dichte Röhren erprobt wurden [159]. Die 3 durchgängigen Interponate passen nun überhaupt nicht in dieses Bild. Es sind hier von der ursprünglichen Prothese nur vereinzelt Überbleibsel zu sehen, die eigentliche Gefäßwand besteht aus wenigen, parallel geschichteten, neuen kollagenen Fasern. Das bedeutet, daß das Kalbskollagen schon nach 3 Wochen so gut wie vollständig abgebaut ist und die Leitungsfunktion jetzt durch körpereigenes, allerdings auf die Dauer zu schwaches, Bindegewebe aufrecht erhalten wird.

Erklärbar sind diese konträren Befunde nur mit den wahrscheinlich sehr unterschiedlichen Resultaten der chemischen Präparation der Kalbsarterien. Das uneinheitliche und unkalkulierbare Verhalten der bovinen Heterografts war ja auch der jeweilige Anstoß zu den bisherigen Modifikationen des Herstellungsverfahrens, seit Rosenberg [130] 1956 dieses Material in die Arterienchirurgie einführte [55, 138] (Lichti 1981/82, persönliche Mitteilung).

Der Gedanke, ein dauerhaftes kollagenes Fasergerüst zu produzieren, das dem körpereigenen Bindegewebe gute Voraussetzungen für das Einwachsen schafft und gleichzeitig für ausreichende Wandstabilität sorgt, konnte nach den vorliegenden histologischen Ergebnissen mit dem „Solcograft P" nicht verwirklicht werden. Eine endgültige Wertung läßt sich natürlich erst dann vornehmen, wenn zu dieser Prothese weitere Studien von anderen Gruppen existieren.

d) Alloplastische Mikrogefäßinterponate. Die experimentelle Erprobung von Teflonprothesen in der mikrovaskulären Chirurgie ergab von Autor zu Autor, oder auch innerhalb einer Versuchsreihe, stark divergierende Resultate [37, 53, 89, 99, 154]. So ist das Ergebnis dieser Untersuchung mit einer Durchgängigkeitsquote von 20% zwar unbefriedigend, fällt jedoch nicht aus dem Rahmen bisheriger Berichte.

Auch das histologische Stadium der Einheilung der Kunststoffprothese — äußere Bindegewebskapsel, dünne Neointima, beginnende Endothelialisierung von den Anastomosen her und Einwanderung von Bindegewebszellen in die Prothesenwand — entspricht den Erwartungen [53, 62].

Daß die interponierte PTFE-Prothese prinzipiell als Gefäßersatz geeignet ist, beweisen die beiden durchgängigen Interponate. Ihr angiographisches und histologisches Bild deutet stark darauf hin, daß es in erster Linie technische Probleme waren, die zum Verschluß der restlichen 80% der Prothesen führten.

Vor der Implantation wurde die Prothese so bemessen, daß sie in Länge und Durchmesser dem resezierten Arterienstück entsprach. Angiographisch stellte sich dann das Lumen der Interponate nur noch halb so weit wie das der Arterie dar und die Prothese war in ihrer ganzen Länge hakenförmig gekrümmt. Die Anastomosen erscheinen dadurch leicht geknickt. Es hat also den Anschein, als wäre die Prothese für die hier vorhandenen Kaliberverhältnisse zu englumig und auch für die Überbrückung des Defektes zu lang bemessen gewesen.

Auf diese Probleme der fehlenden Längselastizität und der zu erstrebenden Übereinstimmung im Durchmesser wurde schon öfters hingewiesen [99, 155, 160], so daß unter dem Eindruck der vorliegenden Ergebnisse die Forderung zu unterstreichen ist, daß die PTFE-Prothese im Durchmesser etwas weiter und in der Länge etwas kürzer als das zu ersetzende Gefäßsegment zu wählen ist. Auf diese Weise wird in der Lichtung der Prothese noch Platz für die entstehende Neointima gelassen und die Anastomosen stehen unter einer leichten Zugspannung, die ein Abknicken oder Verbiegen der Interponate verhindern sollte. Ob sich dieses Vorgehen in der Praxis der mikrovaskulären Chirurgie immer durchführen läßt, ist allerdings eine andere Frage.

Die Thrombosen der verschlossenen Interponate sind alle im Bereich der Anastomosen schon bindegewebig organisiert, während sie im Mittelteil der Prothese noch frischer sind. Dies bedeutet 1., daß die Ursachen für den Verschluß an den Anastomosen zu suchen sind, und 2., daß es sich in allen Fällen um Frühthrombosen handelt.

Folgende histologisch erhobenen Befunde kommen als ursächlicher Faktor für die Entstehung der Thrombosen in Frage:
— geknickte Anastomose als Folge einer wahrscheinlich zu langen Prothese,
— Vorstehen einer Schnittkante der Arterie ins Lumen an einer geknickten Anastomose,
— Einstülpen von Arterienwandung ins Lumen,
— deutlicher Kalibersprung an den Anastomosen wegen Durchmesserdifferenz.

Bei den 2 durchgängigen Prothesen ist die Aneinanderführung von Arterie und Interponat so angelegt, daß die Arterienwand an den äußeren Rand der Prothese stößt. Da die Prothesenwand breiter ist, steht sie mit einer Kante in die Lichtung der Anastomose vor. Dieser stufige Übergang ist allerdings durch einen breiten intimalen Zellbelag weitgehend geglättet.

Um eine Interposition der PTFE-Prothese auch im mikrovaskulären Bereich erfolgreich durchzuführen, muß das Interponat in seinen Abmessungen genauestens nach den jeweiligen Verhältnissen ausgewählt werden und eine evertierende Nahttechnik erstrebt werden.

Zusammenfassung der Versuchsergebnisse

In der vorliegenden Arbeit wurden 4 Prothesenarten auf ihre Eignung als mikrochirurgischer Gefäßersatz untersucht. Zur Anwendung kamen autologes, heterologes und synthetisches Ersatzmaterial. Alle Interponate hatten einen ungefähren inneren Durchmesser von 1 mm und eine Länge von 1 cm. Sämtliche Interpositionen wurden mittels der gleichen mikrochirurgischen Operationstechnik vom Verfasser an der jeweils gleichen Stelle der A. femoralis superficialis der 40 Versuchstiere durchgeführt.

Von jeweils 10 Implantaten waren all 10 Veneninterponate, 9 Arterieninterponate, 3 Kalbskollagenprothesen und 2 PTFE-Prothesen nach 3 Wochen durchgängig.

Die Angiogramme ließen bei Venen- und Arterientransplantaten leichte Stenosen an den Anastomosen erkennen, die Ausdruck der dort lokalisierten Fadengranulome sind. Da mit Vicryl ein resorbierbares Nahtmaterial verwendet wurde, ist zu erwarten, daß sich diese Verengungen wieder zurückbilden. Die Mittelstücke der Interponate waren bei den Venen deutlich weiter, bei den Arterien dagegen ein wenig enger als die Originalarterie. Die Weitstellung der Venentransplantate hat ihre Ursachen in den Auswirkungen des arteriellen Drucks und daß als Interponat die von vornherein etwas weitere Begleitvene der A. femoralis superificialis verwendet wurde. Die beiden durchgängigen PTFE-Prothesen wiesen im Vergleich zur Arterie ein nur halb so weites Lumen auf. Die Angiogramme der Solcografts zeigten im betroffenen Gefäßabschnitt nicht eindeutig zuordenbare Kaliberunregelmäßigkeiten.

Die histologische Auswertung der Veneninterponate ergab eine hyperplastische Intima, sowie einen weitgehenden fibrotischen Ersatz der Media. Die Arterien zeigten als einzige Veränderung eine mäßige Intimaverbreiterung, die zu der leichten Lumeneinengung führte. Media und Adventitia erwiesen sich als völlig unbeeinträchtigt.

Zell- und Faservermehrung in der Intima ist die obligate Reaktion eines Blutgefäßes auf jegliche Art der Einwirkung von physikalischen, chemischen oder biologischen Noxen. So sind im speziellen Fall der Gefäßinterposition die chirurgisch notwendigen Maßnahmen bzw. die dabei entstehenden leichten Verletzungen der Gefäßwand als Ursache für die Intimahyperplasie zu nennen. Die Belastung durch den arteriellen Druck läßt diese bei

Veneninterponaten deutlich stärker ausfallen. Der Verlust der Mediamuskulatur und deren Ersatz durch Bindegewebe ist bei Veneninterponaten als Folge der hyperplastischen Intima zu sehen, die eine ausreichende Perfusion der tiefen Wandschichten vom Gefäßlumen her nicht mehr zuläßt und somit einen Sauerstoff- und Nährstoffmangel produziert.

Die Gefäßwand als Ganzes jedoch überlebt bei Venen- und Arterieninterponaten und behält damit ihre Gleichmäßigkeit und Stabilität. Die Funktion als arterielle Blutleiter wird von beiden autologen Materialien gleichermaßen ausgezeichnet erfüllt.

Die PTFE-Prothesen waren meist in ihrer ganzen Länge hakenförmig gebogen, die Anastomosen waren dadurch leicht geknickt. Weiterhin waren in einigen Fällen ins Lumen der Anastomose vorstehende Arterienschnittkanten zu sehen. Die in der Länge absolut unelastischen PTFE-Prothesen waren anscheinend zu lang und auch zu eng, was zu dem deutlichen Kalibersprung in den gekrümmten Anastomosen führte. Dieses sind die einzigen auffälligen Befunde, die für eine Entstehung der Thrombosen verantwortlich sein können. Mit diesem Material sind noch weitere Versuchsreihen notwendig, um genaue Richtlinien für die Abmessung der Prothesen und die Operationstechnik zu erarbeiten. Erst wenn sich die Durchgängigkeitsraten wiederholt mit denen der Venenautoplastik messen können, wie dies in der Bypasschirurgie der unteren Extremität schon länger der Fall ist, kann an eine Einführung der PTFE-Prothese in die Klinik der mikrovaskulären Chirurgie gedacht werden.

Die chirurgisch sehr gut verarbeitbaren heterologen Kollagenprothesen boten histologisch ein unerfreuliches Bild. Das Fremdkollagen der 3 durchgängigen Interponate war nach 3 Wochen bereits vollständig abgebaut und die Gefäßwand bestand aus nur wenigen, neuen Bindegewebsfasern. Eine Ruptur dürfte wohl das baldige Schicksal dieser Gefäße gewesen sein. Die thrombosierten Solcografts waren von einer massiven Fremdkörperreaktion ummauert, an den Anastomosen bestand keine Verbindung zwischen Arterien- und Prothesenwand, die Kanten waren durch ein starkes entzündliches Infiltrat auseinandergedrängt. In das heterologe Fasergerüst waren keinerlei Zellen eingedrungen, so daß in diesen Fällen die Prothese anscheinend wie eine absolut dichte, nicht auflösbare Röhre auf den Empfängerorganismus wirkt und als Fremdkörper abgestoßen wird. Die gegensätzlichen Befunde — einerseits vollständiger Abbau, andererseits vollständiger Erhalt und Fremdkörperwirkung der Prothesenwand — lassen sich eigentlich nur mit einem nicht ausreichend standardisierten Herstellungsverfahren erklären, so daß qualitativ erheblich verschiedene Interponate zur Anwendung kamen. Als Gefäßersatz sind heterologe Arterien in dieser Form offensichtlich nicht geeignet.

Diese Arbeit zeigt, daß in der mikrovaskulären Chirurgie autologe Gefäßsegmente die einzig zuverlässige Möglichkeit zur Gefäßrekonstruktion sind. Dabei nimmt das Veneninterponat aufgrund seiner nahezu unbeschränkten Verfügbarkeit (in Länge und Kaliber) uneingeschränkt den ersten Rang ein.

Daß auch mit der Mikrokunststoffprothese aus Polytetrafluoräthylen im Prinzip befriedigende Ergebnisse erzielt werden können, läßt hoffen, daß nach der Erarbeitung von wirkungsvollen technischen Richtlinien dem Mikrochirurgen in Zukunft ein synthetisches Material zur Verfügung steht, das dann zum Einsatz kommt, wenn bei der Gewinnung einer autologen Vene technische oder zeitliche Probleme auftreten. Die Kunststoffprothese soll und kann die autologe Vene nicht verdrängen, sondern diese nur im speziellen Fall ersetzen.

Ob solche Aussichten auch für heterologe, chemisch modifizierte Arterien bestehen, kann mit dieser Arbeit nicht endgültig beurteilt werden. Die Aufbereitung von Kälberkarotiden zu „Solcograft P" läßt jedenfalls Kollagenröhren entstehen, die aufgrund der

Reaktion des Wirtsorganismus als Gefäßersatz nicht in Frage kommen. Vielleicht können aber weitere Verbesserungen der Herstellungsverfahren zu befriedigenderen Resultaten führen.

V. Zusammenfassung

Abgetrennte Gliedmaßen wieder anheilen zu lassen, ist ein alter Wunsch der Menschheit. Schon Quellen aus dem 16. Jahrhundert deuten auf dieses Bestreben der Ärzte hin. Durch die Entwicklung der mikrovaskulären Chirurgie, die sich mit der Anastomosierung von Gefäßen mit einem Durchmesser in der Größenordnung von 1 mm befaßt, ist es möglich geworden, Replantationen bei peripheren Amputationen durchzuführen. Technische Voraussetzungen hierfür sind die Erfindung des Operationsmikroskops und die Entwicklung feinster Mikroinstrumente und Nahtmaterialien.

Die Technik der peripheren Replantation mit mikrovaskulären Anastomosen wird in dieser Arbeit demonstriert. Da sich jedoch der Wert dieser noch jungen Operationstechnik nicht allein darin zeigt, daß sie im einzelnen Fall gelingt, sondern erst nach einer gewissen Anzahl von Eingriffen und nach einer genauen Beobachtung des Resultats sich herausstellt, ob sie allgemein praktiziert werden kann, ob Aufwand und Effekt in einem vernünftigen Verhältnis zueinander stehen, werden die eigenen Replantationen einer genauen Beurteilung unterzogen und versucht, die Bedeutung der mikrovaskulären Chirurgie bei der rekonstruktiven Versorgung peripherer Amputationen aufzuzeigen.

Von 1975 bis 1981 wurden 64 Replantationen und Revaskularisationen bei 57 Patienten durchgeführt. Von 50 Replantationen bei 43 Patienten waren 43 Replantationen erfolgreich; das entspricht einer Erfolgsquote von 86%.

Zur Begutachtung der Funktionswiederherstellung ist ein differenziertes Bewertungssystem notwendig, welches objektive und subjektive Kriterien umfassen sollte. Es wird deshalb ein Nachuntersuchungsbogen ausgearbeitet, der sowohl Verletzungsart und funktionelle Beurteilung hinsichtlich Greifvermögen, Sensibilität, Kraft und Brauchbarkeit im Beruf und täglichem Leben, als auch die Beschwerden des Patienten berücksichtigt.

Die funktionelle Nachuntersuchung ergibt, daß nahezu alle replantierten Finger in ihrer Bewegungsmöglichkeit und Sensibilität zwar eingeschränkt sind, jedoch durchaus an Greifbewegungen schmerzlos teilnehmen können. Gelenkfunktion, Sensibilität und Muskelkraft erlauben in den meisten Fällen eine zufriedenstellende Brauchbarkeit sowohl im Beruf wie im täglichen Leben.

Um nicht nur eine Aussage über die Funktion replantierter Extremitätenabschnitte treffen zu können, sondern auch die Durchblutungsverhältnisse beurteilen zu können, werden apparative Blutflußmessungen und Temperaturmessungen durchgeführt.

Nach Revaskularisationen ergeben sich sowohl bei den Meßqualitäten der Venenverschlußplethysmographie — Fingerblutdruck, Ruhedurchblutung, maximale venöse Kapazität, maximaler venöser Rückfluß — als auch bei den Temperaturmessungen die besten Ergebnisse bezüglich der Durchblutung, gefolgt von den Replantationen nach subtotaler und schließlich nach totaler Amputation.

Nicht die sensationellen Früherfolge der mikrovaskulären Chirurgie, sondern die guten Spätergebnisse, die sich in der Nachuntersuchung zeigen, fordern aus medizinischen, sozialen und volkswirtschaftlichen Aspekten eine Erweiterung des Spektrums der Replantationsfähigkeit bei Quetsch- und Ausrißtraumen. Dies wird durch die Verwendung von mikrovaskulären Interponaten ermöglicht.

Im tierexperimentellen Teil dieser Arbeit werden deshalb autologe Venen und Arterien, heterologe und alloplastische Gefäßersatzmaterialien als mikrovaskuläre Interponate mit einem Durchmesser von 1 mm erprobt. Bei 40 Hasen werden, nach Resektion eines Segmentes des A. femoralis superficialis, in mikrochirurgischer Technik 10 autologe Veneninterponate, 10 autologe Arterieninterponate, 10 Kollateralen von Kälberkarotiden und 10 Polytetrafluoräthylenprothesen End-zu-End implantiert. 3 Wochen nach der Operation werden die Tiere getötet und Angiographien sowie Mikroangiographien angefertigt. 10 Venen-, 9 Arterien-, 3 heterologe und 2 alloplastische Interponate sind durchgängig.

Die Histologie zeigt bei den Veneninterponaten eine hyperplastische Intima, sowie einen weitgehenden fibrotischen Ersatz der Media. Bei den Arterieninterponaten ist als einzige Veränderung eine mäßige Intimaverbreiterung zu sehen; Media und Adventitia sind nicht verändert. Die Gefäßwand als Ganzes überlebt bei Venen- und Arterieninterponaten und behält damit ihre Gleichmäßigkeit und Stabilität.

Die heterologen Interponate bieten histologisch ein uneinheitliches Bild. Einerseits zeigt sich vollständiger Abbau, andererseits vollständiger Erhalt und Fremdkörperwirkung der Interponate, dessen Ursache nur mit einem nicht ausreichend standardisierten Herstellungsverfahren erklärbar ist.

Die Histologie der Polytetrafluoräthylenprothesen zeigt das typische Bild der Einheilung von Kunststoffprothesen. Ursachen für die Thrombosen sind fehlende Elastizität und Durchmesserdifferenzen. Die durchgängigen Interponate beweisen, daß diese Prothesen auch im mikrovaskulären Bereich grundsätzlich als Gefäßersatz geeignet sind.

In der klinischen mikrovaskulären Chirurgie ist somit die Verwendung des autologen Veneninterponats zur Überbrückung von Gefäßdefekten die Methode der Wahl. Die Mikrokunststoffprothese soll und kann die autologe Vene nicht verdrängen, sondern diese nur im speziellen Fall ersetzen.

VI. Literatur

1. Acevedo A, Schnell A, Toledo L (1977) Das Zigarettenrauchen und sein Einfluß auf die Fingerzirkulation. Med Welt 28:1850—1852
2. Acland R (1972) New instruments for microvascular surgery. Br J Surg 59:181—184
3. Acland R (1972 A new needle for microvascular surgery. Surgery 71:130—131
4. Acland R (1972) Signs of patency in small vessel anastomosis. Surgery 72:744—748
5. Acland R (1972) Prevention of thrombosis in microvascular surgery by the use of magnesium sulphate. Br J Plast Surg 25:292—299
6. Acland R (1973) Thrombus formation in microvascular surgery: An experimental study of the effects of surgical trauma. Surgery 73:766—771
7. Acland R (1974) Microvascular anastomosis: A device for holding stay sutures and a new vascular clamp. Surgery 75:185—187
8. Acland R, Trachtenberg L (1977) The histopathology of small arteries following experimental microvascular anastomosis. Plast Reconstr Surg 59:868—875
9. Acland R, Lubbers LL, Grafton RB, Bensimon R (1980) Irrigating solutions for small blood vessel surgery — a histologic comparison. Plast Reconstr Surg 65:460—465
10. Amgwerd R (1979) Arterienersatz durch heterologe Rinderkarotis. In: Heberer G (Hrsg) Aktuelle Fragen der rekonstruktiven Gefäßchirurgie. perimed, Erlangen, S 171—181
11. Amgwerd R, Sege D (1975) Unsere ersten klinischen Erfahrungen mit chemisch modifizierten heteroplastischen Arterientransplantaten aus Rinder- und Kalbskarotiden. Schweiz Med Wochenschr 105:522—527
12. Anderl H, Hussl H, Bauer M, Martin R, Riege W, Papp C (1979) Die Replantation von Fingern und Gliedmaßen. Aktuel Traumatol 9:223—234
13. Baxter TJ, McC O'Brien B, Henderson PN, Bennett RC (1972) The histopathology of small vessels following microvascular repair. Br J Surg 59:617—622
14. Becker HM, Stelter WJ (1977) Alloplastischer Gefäßersatz an den Arterien der unteren Extremitäten. Dtsch Ärtzebl 37:2221—2226
15. Becker HM, Witte J (1979) Konservierte menschliche Nabelschnurvene (Dardik-Bioprothese). In: Heberer G (Hrsg) Aktuelle Fragen der rekonstruktiven Gefäßchirurgie. perimed, Erlangen, S 193—200
16. Beeskow (1835) Anheilung eines abgehauenen Fingerstückes. Casp Wochenschr 52:837
17. Berger A, Meissl G, Millesi H, Piza-Katzer H (1977) Replantation amputierter Gewebeteile durch mikrovaskuläre Anastomosen. In: Steiner H, Zimmermann G (Hrsg) Acta chirurgica austriaca 1976/77. 17. Tagung der Österreichischen Gesellschaft für Chirurgie, Salzburg 1976. Holinek, Wien, S 460—463
18. Biemer E (1977) Replantation von Fingern und Extremitätenteilen. Chirurg 48:353—359
19. Biemer E, Holzmann T, Wried-Lübbe I, Kramann B, Blümel G (1981) Autologe Veneninterponate als Arterienersatz in der Mikrogefäßchirurgie. Handchirurgie 13:108—113
20. Boccardo JP (1979) Clinical application of bovine heterografts in peripheral reconstruction. In: Rausis C, Mercier C, Schmitter R (eds) Heterografts in vascular surgery. International Symposium Sion 1979. Gessler, Sion, S 100—103
21. Bossu (1770) Sur la réunion de la troisième phalange du pouce après la section parfaite. Med Chir Pharm Paris

108

22. Braun JA (1823) Wiederanheilung eines gänzlich abgeschnittenen Fingers. Rusts Mag 14:112
23. Brochin H (1839) Note sur un nouveau cas d'ablation totale d'une partie du corps humain, réunion, guérison. Gaz Med Paris 7:682
24. Brug E (1979) Indikation zur Replantation. Zentralbl Chir 104:293–309
25. Brug E, Bünte H, Sanatger R (1976) Technisches und taktisches Vorgehen bei der Replantation abgetrennter Hände. Klinikarzt 5:873–876
26. Brunner HH (1974) Bestimmung instantaner Strömungsgschwindigkeitsprofile in der A. femoralis communis mit gepulstem Doppler-Ultraschall bei Stenosen und Verschlüssen der Beckenarterien. Dtsch Med Wochenschr 99:3–7
27. Buck-Gramcko D (1973) Diagnostik und Therapie peripherer Nervenschäden. Bericht über die Unfallmedizinische Tagung in Augsburg des Landesverbandes Bayern der gewerblichen Berufsgenossenschaft 1973. Hauptverband der gewerblichen Berufsgenossenschaften, Bonn, S 179–188
28. Buck-Gramcko D (1978) Funktionelle Spätergebnisse der mikrovaskulären Chirurgie. Handchirurgie 10:81–89
29. Buncke HJ Jr, Blackfield HM (1963) The vasoplegic effects of chlorpromazine. Plast Reconstr Surg 31:353–362
30. Buncke HJ Jr, McLean DH (1971) The advantage of a straight needle in microsurgery. Plast Reconstr Surg 47:602–603
31. Buncke HJ, Murray DE (1971) Autogenous arterial interposition grafts of less than 1 mm in external diameter in rats. In: Sixth World Congress of Plastic and Reconstructive Surgery. Butterworth, London, pp 572–575
32. Buncke HJ Jr, Schulz WP (1965) Total ear reimplantation in the rabbit utilising microminiature vascular anastomoses. Br J Plast Surg 19:15–22
33. Buncke HJ Jr, Schulz WP (1965) Experimental digital amputation and reimplantation. Plast Reconstr Surg 36:62–70
34. Buncke HJ Jr, Schulz WP (1967) The suture repair of one-milimeter vessels. In: Donaghy RMP, Yasargil MG (eds) Microvascular surgery. Mosby, St. Louis, pp 24–35
35. Buncke HJ Jr, Buncke CM, Schulz WP (1966) Immediate Nicoladoni procedure in the rhesus monkey, or hallux-to-hand transplantation utilising microminiature vascular anastomoses. Br J Plast Surg 19:332–337
36. Buncke HJ Jr, Castleton KB, Daniel RK et al. (1973) Replantation surgery in China. Report of the American replantation mission to China. Plast Reconstr Surg 52:476–489
37. Caffee HH (1980) Microvascular synthetic grafts. Plast Reconstr Surg 66:380–382
38. Caleya D de, Bethge KP, Barbay K (1976) Methodische Aspekte zur pneumatischen Segmentplethysmographie. Z Kardiol 64:625–646; 65:743–751
39. Camerarius JR (1683) Sylloges memorabilium medicinae et mirabilium naturae arcanorum Centuriae XX. Edt. altera. Tubingae
40. Campbell CD, Goldfarb D, Roe R (1975) A small arterial substitute: Expanded microporous polytetrafluoroethylene: Patency versus porosity. Ann Surg 182:138–143
41. Campbell CD, Brooks DH, Webster MW, Bahnson HT (1976) The use of expanded microporous polytetrafluoroethylene for limb salvage: A preliminary report. Surgery 79:485–493
42. Carrel A (1908) Results of the transplantation of blood vessels, organs and limbs. JAMA 51:1662–1667
43. Carrel A, Guthrie CC (1906) Uniterminal and biterminal venous transplantations. Surg Gynecol Obstet 2:266–286
44. Carrel A, Guthrie CC (1906) Results of replantation of thigh. Science 23:393–394
45. Chen Chun-Wei (1973) In: Buncke HJ Jr et al. (eds) Replantation Surgery in China. Plast Reconstr Surg 52:476–489
46. Cobbett JR (1967) Small vessel anstomosis. Br J Plast Surg 20:16–20
47. Cobbett JR (1967) Microvascular surgery. Surg Clin North Am 47:521–542
48. Creech O Jr, Debakey ME, Self M, Halpert B (1954) The fate of heterologous arterial grafts: An experimental study. Surgery 36:431–444

49. Dale WA, Lewis MR (1969) Modified bovine heterografts for arterial replacement. Ann Surg 169:927—943

50. Dardik H, Ibrahim IM, Dardik I (1975) Modified and unmodified umbilical vein allograft and xenograft as arterial substitute. Surg Forum 26:286—287

51. Debrunner HU (1971) Gelenkmessung (Neutral-0-Methode), Längenmessung, Umfangmessung. Bulletin; offizielles Organ der Arbeitsgemeinschaft für Osteosynthesefragen, Bern

52. De Falco RJ (1970) Immunologic studies of untreated and chemically modified bovine carotid arteries. J Surg Res 10:95—100

53. Derman GH, Reichman OH (1981) Polytetrafluoroethylene for microarterial prosthetic grafts. Arch Surg 116:211—216

54. Desgranges (1793) Vereinigung verschiedener Glieder, deren Knochen durchaus entzwey waren. Salzb Med Chir Z 2:386—389

55. Detakats G, Thompson ID, Dolowy WC (1959) Bovine arterial grafts. Ann Surg 150: 1017—1024

56. De Weck AL, Jaeger U (1976) Immunologische Untersuchungen mit dem bovinen Heterograft. In: Walter P, Schmitz H (1976) Der heterologe Gefäßersatz. Symposium St. Gallen 1975. Cantor, Aulendorf, S 40—44

57. Dhooghe PL (1979) Autogenous vein grafts in microvascular reconstruction. Acta Chir Belg 78:207—213

58. Donaghy RMP, Yasargil MG (1967) Microvascular surgery. Mosby, Saint Louis

59. Donatus M (1613) De historia medica mirabili. Libri sex etc. — Libro septimo completi, opera et studio Gregorii Horsti. Frankfurt/M

60. Dubroca (1839) Ablation totale d'une partie du corps, réunion immediate, cicatrisation. Gaz Med Paris 7:601

61. Fishman JA, Ryan GB, Karnovsky MJ (1975) Endothelial regeneration in the rat carotid artery and the significance of endothelial denudation in the pathogenesis of myointimal thickening. Lab Invest 32:339—351

62. Florian A, Cohn LH, Dammin GJ, Collins JJ (1976) Small vessel replacement with Gore-tex (expanded polytetrafluoroethylene). Arch Surg 111:267—270

63. Fuchs JCA, Mitchener JS, Hagen P-O (1978) Postoperative changes in autologous vein grafts. Ann Surg 188:1—15

64. Gelbermann RH, Urbaniak JR, Bright DS, Levin LS (1978) Digital sensibility following replantation. J Hand Surg 3:313—319

65. Geldmacher J (1977) Begreifen und Handeln. Aspekte Mod Chir (Chir Aktuell) 4: 156—168

66. Geldmacher J (1981) Unfallschäden der Sehnen. In: Zenker R, Dencher F, Schink W (Hrsg) Chirurgie der Gegenwart, Bd 4a. Urban & Schwarzenberg, München Wien Baltimore, 1—29

67. Gross RE, Bill AH Jr, Peirce EC (1949) Methods for preservation and transplantation of arterial grafts. Surg Gynecol Obstet 88:689—701

68. Hagmüller G, Denck H (1976) Erste Ergebnisse heterologer Arterientransplantate. In: Walter P, Schmitz H (Hrsg) Der heterologe Gefäßersatz. Symposium St. Gallen 1975. Cantor, Aulendorf, S 86—89

69. Halsted WS, Reichert FL, Reid MR (1922) Replantation of entire limbs without suture of vessels. Trans Am Surg Assoc 40:160—167

70. Hamlin GW, Rajah SM, Crow MJ, Kester RC (1978) Evaluation of the thrombogenic potential of three types of arterial graft studied in an artificial circulation. Br J Surg 65:272—276

71. Hayhurst JW, O'Brien B McC (1975) An experimental study of microvascular technique, patency rates and related factors. Br J Plast Surg 28:128—132

72. Hayhurst JW, O'Brien B McC, Ishida H, Baxter TJ (1974) Experimental digital replantation after prolonged cooling. Hand 6:134—141

73. Höpfner E (1903) Über Gefäßnaht, Gefäßtransplantationen und Replantation von amputierten Extremitäten. Arch Klin Chir 70:417—471

110

74. Houlton J (1826) Case of adhesion of a divided portion of a finger, after it had been some time altogether separated from its connexions. London Med Repository March, 258
75. Hunter T (1815) Case of Reunion of the thumb, communicated in a letter to Dr. W. Balfour. The Edinburgh Med Surg J 11:452
76. Ikuta Y (1975) Microvascular Surgery. Lens Press, Hiroshima
77. Ikuta Y (1977) Replantation surgery in the upper extremity. Handchir 9:51—58
78. Ippisch A, Wriedt-Lübbe I, Duspiva W, Blümel G (1980) Mikrochirurgische Nerven- und Gefäßnähte mit resorbierbarem Nahtmaterial. Plast Chir 4:1—14
79. Jacobson JH, Suarez EL (1960) Microsurgery in anastomosis of small vessel. Surg Forum 11:243—245
80. Jacobson JH, Rosalio ES, Katsumara T (1963) Influence of prosthesis diameter in small arterial replacement. Circulation 28:742
81. Johnson JM, Goldfarb D, Baker LD Jr (1976) Expanded polytetrafluoroethylene as a small artery replacement: a preliminary report. Am J Surg 132:723—727
82. Kappert A (1976) Lehrbuch und Atlas der Angiologie. Huber, Bern Stuttgart Wien
83. Keshishian JM, Smith NPD, Adkins PC, Camp F, Yahr WZ (1970) Clinical experience with the modified bovine arterial heterograft. Ann Surg 172:690—700
84. Kimoto S, Sugie S, Tsunoda M (1954) Experimental and clinical studies on arterial homo- and heterografts preserved in alcohol. Arch Surg 69:549—563
85. Komatsu S, Tamai S (1968) Successful replantation of a completely cut off thumb: Case report. Plast Reconstr Surg 42:374—377
86. Kühn A (1964) Grundriß der allgemeinen Zoologie. Thieme, Stuttgart
87. Kurze T (1964) Microtechnique in microneurological surgery. Clin Neurosurg 11: 128—137
88. Landsleitner B (1977) Die Replantation abgetrennter Gliedmaßenabschnitte mit mikrovaskulären Anastomosen. Aspekte Mod Chir (Chir Aktuell) 4:272—278
89. Landsleitner B (1979) Einführung der Mikrokunststoffprothese in die mikrovaskuläre Chirurgie. Handchirurgie 11:143—147
90. Landsleitner B (1980) Replantation von Gliedmaßen. Klinikarzt 9:117—123
91. Landsleitner B (1980) Mikrovaskulär rekonstruktive Maßnahmen in der Hand- und Plastischen Chirurgie. In: Hecht L (Hrsg) Orthopädie, Rheumatologie, Unfallchirurgie, Bd 3. perimed, Erlangen, S 63—68
92. Landsleitner B (1980) Microsurgical use of amputated fingers which are not suitable for replantation. Int J Microsurg 2:169—172
93. Landsleitner B, Geldmacher J (1977) Indikation zur Replantation von Gliedmaßenabschnitten mit mikrovaskulären Anastomosen. In: Mikrovaskuläre Chirurgie, Plastische Chirurgie, Handchirurgie. VLE Verlags-GmbH, Erlangen, S 66—68
94. Lehmann (1840) Wiederanheilung einer abgehauenen Fingerspitze. Preuss Vereinsztg 18:86
95. Lendvay PG, Owen VER (1970) Microvascular repair of completely severed digit. Fate of digital vessels after six months. Med J Aust 2:818—820
96. Lendvay PG (1973) Replacement of the amputated digit. Brit J Plast Surg 26:398—405
97. Lespagnol (1817) Observation sur la réunion immédiate de l'extrémité d'un doigt qui avoit été entièrement coupée et séparée du corps. Leroux. J de méd chir et pharm 39:273
98. Lichti H (1981/82) Persönliche Mitteilung
99. Lidman DH, Faibisoff B, Daniel RK (1980) Expanded polytetrafluoroethylene as a microvascular graft: an experimental study. J Microsurg 1:447—456
100. Linder F (1956) Neue Möglichkeiten des Arterienersatzes mit lyophilisierten Homoiotransplantaten und Kunststoffen. Langenbecks Arch Chir 284:716—722
101. Linder F, Schmitz W (1959) Klinische Erfahrungen mit dem alloplastischen Gefäßersatz. Chirurg 30:49—54

102. Mackenzie J (1837) Mitteilung von einem vollständig getrennten und wieder angeheilten Daumen. Anno 1782. Oppenh Ztschr 6:252

103. MacLeod AM, O'Brien BMcC, Morrison WA (1978) Digital replantation: Clinical experiences. Clin Orthop 133:26−34

104. Malt RA, McKhann CF (1964) Replantation of severed arms. J Amer Med Ass 189: 716−722

105. Mandl H, Freilinger G, Holle J (1977) Replantationen im Handbereich mit ersten funktionellen Ergebnissen. In: Steiner H, Zimmermann G (Hrsg) Acta Chirurgica Austriaca 1976/77. 17. Tagung der Österreichischen Gesellschaft für Chirurgie, Salzburg 1976. Holinek, Wien, S 464−467

106. Marrangoni AG, Cecchini LP (1951) Homotransplantation of arterial segments preserved by the freeze-drying method. Ann Surg 134:977−983

107. Matsumoto H, Hasagewa T, Fuse K, Yamamoto M, Saigusa M (1973) A new vascular prosthesis for a small caliber artery. Surg 74:519−523

108. McCune WS, Thistlethwaite JR, Keshishian JM, Blades B (1952) The nutrition of blood vessel grafts. Surg Gynecol Obstet 94:311−316

109. McGeachie J, Campbell P, Prendergast F (1981) Vein to artery grafts. Ann Surg 194: 100−107

110. McLean DH, Buncke HJ Jr (1973) Use of the Saran Wrap cuff in microsurgical arterial repairs. Plast Reconstr Surg 51:624−627

111. Melka J, Charbonneau R, Bosse JP (1979) Experimental evaluation of microarterial grafts in rats and rabbits: longterm histological studies. Plast Reconstr Surg 63:245−249

112. Michon J, Masse P (1964) Le moment optimum de la suture nerveuse dans les places du membre superieur. Rev Chir Orthop 50:205−212

113. Moore TC, Ribert A, Kajikuri H (1956) Freeze-dried and alcohol preserved homografts for replacement of small arteries. Surg Gynecol Obstet 103:155−162

114. Nylen CO (1954) The microscope in aural surgery, its first use and later development. Acta otolaryngol (Stockh.) 116:226−240

115. O'Brien BMcC, Hayhurst JW (1973) Metallized microsutures and a new micro needle holder. Plast Reconstr Surg 52:673−676

116. O'Brien BMcC, MacLeod AM, Miller GDH, Newing RK, Hayhurst JW, Morrison WA (1973) Clinical replantation of digits. Plast Reconstr Surg 52:490−502

117. O'Brien BMcC, Miller GDH, MacLeod AM, Newing RK (1973) Saving the amputated digit and hand. Med J Aust 11:558−562

118. O'Brien BMcC, Miller GDH (1973) Digital reattachement and revascularisation. J Bone Joint Surg (Am) 55:714−724

119. O'Brien BMcC, Baxter TJ (1974) Experimental digital replantation. Hand 6:11−16

120. O'Brien BMcC (1974) Replantation surgery. Clin Plast Surg 1:405−426

121. O'Brien BMcC (1977) Microvascular reconstructive surgery. Churchill Livingstone, Edinburgh London New York

122. Ott G, Vollmar J, Hieronymus G (1963) Krebsgefährdung nach Implantation von Kunststoffen. Langenbecks Arch Chir 302:608−628

123. Overton JH, Owen ER (1970) The successful replacement of minute arteries. Surgery 68:713−723

124. Owen ER (1975) Replantation of amputated extremities. Langenbecks Arch Chir 339:613−615

125. Paracelsus (1536) Grosse Wundartzney. 1. Buch, 1. Tractat. 17. Cap. Fol 20b. Ulm

126. Perritt RA (1950) Recent advances in corneal surgery. In: American Academy of Ophthalmology and Otolaryngology, Course No 280

127. Piza F, Feigl W, Sinzinger H (1976) Klinische und morphologische Befunde zur Sparks-Prothese. In: Denck H, Hagmüller GW (Hrsg) Therapiekonzept bei chronischem femoropoplitealen Arterienverschluß. IX. Jahrestagung der Österreichischen Gesellschaft für Gefäßchirurgie, Wien 1976. Egermann, Wien, S 187−190

128. Piza-Katzer H (1979) Analysis of complications in digital vein grafts. Chir Plast 5: 23−32

129. Raithel D (1979) Frühergebnisse bei Verschlußkrankheiten der unteren Extremitäten. In: Heberer G (Hrsg) Aktuelle Fragen der rekonstruktiven Gefäßchirurgie. perimed, Erlangen, S 221–232

130. Rosenberg N, Gaugran ERL, Henderson J, Lord GH, Douglas JF (1956) The use of segmental arterial implants prepared by enzymatic modification of heterologous blood vessels. Surg Forum 6:242–246

131. Rosenberg N, Martinez A, Sawyer PN, Wesolowski SA, Postlethwait RW, Dillon ML Jr (1966) Tanned collagen arterial prosthesis of bovine carotid origin in man. Ann Surg 164:247–256

132. Salmon PA, Assimacopoulos CA (1964) A pneumatic needle holder suitable for microsurgical procedures. Surgery 5:446–450

133. Salmon PA (1968) A new technique of microsuture for blood vessel anastomosis. Brit J Surg 55:58–63

134. Sauvage LR, Gross RE, Rudolph AM, Pontius RG, Watkins E (1961) Experimental study of tissue and prosthetic grafts. Ann Surg 153:321–343

135. Sauvage LR, Berger KE, Mansfield PB et al. (1974) Future directions in the development of arterial prostheses for small and medium caliber arteries. Surg Clin North Am 54:213–228

136. Schlosser V, Herdter F, Spillner G, Ahmadi A (1977) Neue Transplantatmaterialien in der rekonstruktiven Arterien-Chirurgie. Fortschr Med 95:1012–1017

137. Schmidbauer R, Schreiber H (1967) Untersuchungen über die Gipfelzeit im Längsrheogramm der unteren Extremitäten. Med Welt 17:1084–1088

138. Schmitz H (1975) Der heterologe Gefäßersatz: Eine Übersicht. In: Walter P, Schmitz H (Hrsg) Der heterologe Gefäßersatz. Symposium St. Gallen 1975. Cantor, Aulendorf 1976, S 13–23

139. Schönebeck (1835) Anheilung eines abgehauenen Zeigefingers. Casp Wochenschr 838

140. Schulze-Bergmann G (1976) Erfahrungen über die Verwendung der heterologen bovinen Kollagenprothese bei rekonstruktiven Arterieneingriffen. In: Walter P, Schmitz H (Hrsg) Der heterologe Gefäßersatz. Symposium St. Gallen 1975. Editio Cantor Aulendorf 1976, S 90–92

141. Schulze-Bergmann G (1976) Erfahrungen mit der homologen Vene als Arterienersatz im femoro-poplitealen Bereich. In: Denck H, Hagmüller GW (Hrsg) Therapiekonzept bei chronischem femoropoplitealen Arterienverschluß. IX. Jahrestagung der Österreichischen Gesellschaft für Gefäßchirurgie, Wien 1976. Egermann, Wien, S 157–161

142. Sixth People's Hospital Shanghai (1967) Reattachment of traumatic amputations. A summing up of experience. Chir Med J (Engl) 1:392–401

143. Smith JW (1964) Microsurgery of peripheral nerves. Plast Reconstr Surg 33:317–329

144. Snyder CC, Stevenson RM, Browne EZ (1972) Successful replantation of a totally severed thumb. Plast Reconstr Surg 50:553–559

145. Sommer (1812) Anheilung einer ganz abgehauenen Phalanx eines Fingers. Preuss Vereinsz 41:181

146. Sparks CH (1970) Die-grown reinforced arterial grafts. Ann Surg 172:787–794

147. Stanisic M, Gloor P (1976) Histologische Befunde an implantierten bovinen Gefäßprothesen beim Menschen. In: Walter P, Schmitz H (Hrsg) Der heterologe Gefäßersatz. Symposium St. Gallen 1975. Cantor, Aulendorf, S 57–62

148. Staubesand J (1975) Versorgungssysteme der Gefäßwand. In: Heberer G, Rau G, Schoop W (Hrsg) Angiologie. Thieme, Stuttgart, S 11–21

149. Stolte M (1977) Die aorto-koronare Bypass-Vene. Klinikarzt 6:211–218

150. Strain Gauge Plethysmograph SP2 Users manual. Medimatic, Copenhagen

151. Szilagyi DE, Elliott JP, Hageman JH, Smith RF, Dall'Olmo CA (1973) Biologic fate of autogenous vein implants as arterial substitutes: Clinical, angiographic and histopathologic observations for atherosclerosis. Ann Surg 178:232–244

152. Tamai S (1974) Present status and prospect of limb and finger replantation. Surg Diagn Treat 6:547–551

153. Tamai S, Hori Y, Tatsumi Y, Okuda H, Mii Y (1974) Little finger transplantation in a 20-month-old child. Br J Plast Surg 27:1—4
154. Tizian C (1981) Patency rates in microvascular prostheses: An experimental study. Br J Plast Surg 34:72—75
155. Tizian C, Demuth RJ, Glass KD, Matthews PD (1981) Evaluation of microvascular prosthesis of microporous polytetrafluoroethylene. J Surg Res 30:159—164
156. Troschel (1840) Eine abgehauene und wieder angewachsene Fingerspitze. Preuss Vereinsz 13:63
157. Tsai TM (1975) Experimental and clinical application of microvascular surgery. Ann Surg 2:169—177
158. Vercellio G (1979) Vascular grafts in peripheral reconstruction. In: Rausis C, Mercier C, Schmitter R (eds) Heterografts in vascular surgery. International Symposium Sion 1979. Gessler, Sion, pp 92—99
159. Vollmar J (1963) Gefäßersatz durch synthetische Kunststoffe. Fortschr Med 81: 385—394
160. Vollmar J (1975) Rekonstruktive Chirurgie der Arterien, Thieme, Stuttgart
161. Vollmar J (1979) Aktueller Stand des Arterienersatzes. In: Heberer G (Hrsg) Aktuelle Fragen der rekonstruktiven Gefäßchirurgie. perimed, Erlangen, S 145—158
162. Vollmar J, Lasch HG (1962) Der Einfluß von synthetischen Gefäßprothesen und körpereigenen Gefäßtransplantaten auf das Gerinnungssystem des Hundes. Langenbecks Arch Chir 300:109—114
163. Voorhees AB Jr, Jaretzki A, Blakemore AH (1952) The use of tubes constructed from Vinyon "N" cloth in bridging arterial defects. Ann Surg 135:333—336
164. Wachsmuth W (1972) Einführung. In: Kirschner M (Hrsg) Die Operationen an der Hand. Springer, Berlin Heidelberg New York (Allgemeine und spezielle chirurgische Operationslehre, Bd 10/III, S 1)
165. Walter P, Schmitz H (1976) Zur Morphologie des bovinen Heteregrafts. In: Walter P, Schmitz H (Hrsg) Der heterologe Gefäßersatz. Symposium St. Gallen 1975. Cantor, Aulendorf, S 24—36
166. Warren (1836) Mitgeth. von Gillespie. Transsylvan. J 9:183
167. Wesolowski SA, Fries CC, McMahon JD, Martinez A (1966) Evaluation of a new vascular prosthesis with optimal specifications. Surgery 59:40—56
168. Wyatt AP, Rothnie NG, Taylor GW (1964) The vascularization of vein-grafts. Br J Surg 51:378—381
169. Wylie EJ (1965) Vascular replacement with arterial autografts. Surgery 57:14—21
170. Zeis E (1963) Die Literatur und Geschichte der Plastischen Chirurgie. Arnaldo Forni-Editore, Bologna

VII. Sachverzeichnis

Alloplastischer Gefäßersatz 72
Amputat 5
–, Behandlung 5
–, Präparation 9
Amputation 15
–, totale 15
–, subtotale 15
Amputationsarten 19
–, Amputation mit örtlich begrenztem
   Trauma 19
–, Avulsionsamputation 19
–, Guillotineamputation 19
Amputationsstumpf 5
–, Behandlung 6
–, Präparation 9
Anästhesie 9, 27
Angiographie 79
Anoxämietoleranz 6
Arbeitsunfähigkeit 29
Arbeitsunfälle 19
arterielle Ruhedurchblutung 50
Arterienanastomose 10
Arterientransplantat 67
Auswirkungen auf den Beruf 40
autologer Gefäßersatz 66
–, Arterientransplantat 67
–, gefäßfremder Ersatz 68
–, Venentransplantat 66

Beschwerden 42
Beugesehnennaht 10
Blutdruckmessung 53
Blutflußmessung 46, 54
Brauchbarkeit 40

Einheilungsergebnisse 17
Erfolgsquote 20, 25
exzentrische Biangulation 13

Ficin 70

Gefäßanastomose 13
Gefäßersatz 66
–, alloplastischer 72

Gefäßersatz, autologer 66
–, homologer 69
–, heterologer 70
Gelenkfunktion 36
Gerbung 71
Greiffunktion 35
Großreplantation 19

Hautnaht 13
Heterograft 71
heterologer Gefäßersatz 70
homologer Gefäßersatz 69

Kleinreplantation 19
Kollagenprothese 71
Konservierungsmaßnahmen 6
Kunststoffprothese 72

Leitungsnästhesie 9, 27

maximale venöse Kapazität 51
maximaler venöser Rückfluß 51
Mehrfachreplantation 30
Meßparameter 49
–, arterielle Ruhedurchblutung 50
–, maximale venöse Kapazität 51
–, maximaler venöser Rückfluß 51
–, systolischer Armblutdruck 52
–, systolischer Fingerblutdruck 51
Mikroangiographie 79
Mikrochirurgie 2
Mikrogefäßanastomose 10, 75
Mikrogefäßinterponate 9, 14, 74
–, alloplastische 79
–, autologe Arterieninterponate 77
–, autologe Veneninterponate 76
–, heterologe 77
Mikrogefäßinterposition 75
Mikroinstrumentarium 7
Mikroskop 2
mikrovaskuläre Chirurgie 2
mikrovaskuläre Interponate 65
– –, angiographische Ergebnisse 80
– –, histologische Ergebnisse 89

mikrovaskuläre Interponate, tierexperimentelle Untersuchungen 65
Muskelkraft 39

Nabelschnurvene 70
Nachbehandlung 14
Nachuntersuchung 29
—, apparative 46
—, funktionelle 29
Nachuntersuchungsbogen 31
Nahtmaterial 8, 75
Nervennaht 13

Operationsmikroskop 7
Osteosynthese 9
Oszillographie 46

Präparation 9
— des Amputates 9
— des Amputationsstumpfes 9
PTFE-Prothese 74

Regeneration 1
Reparation 1
Replantation 5
—, Definition 14
—, Komplikation 14
—, Nachbehandlung 14
—, Operation 8

Replantation, Voraussetzungen 5
Replantationen
—, Jahresverteilung 28
—, Monatsverteilung 28
—, Tagesverteilung 28
Replantationsdauer 27
Revaskularisation 16
Rheographie 47

Sensibilität 38
Sparks-Prothese 68
„strain-gauge"-Plethysmographie 47
Strecksehnennaht 9
systolischer Armblutdruck 52
— Fingerblutdruck 51

Tanning 71
Temperaturmessung 60
Trellis-Prinzip 76

Ultraschall-Doppler-Sonde 47

Venenanastomose 10
Venentransplantat 66
Venenverschlußplethysmographie 46
Verband 13

Zweipunktediskriminationsvermögen 38

Hefte zur
Unfallheilkunde

Beihefte zur Zeitschrift „Unfallheilkunde/Traumatology" Herausgeber: J. Rehn, L. Schweiberer

149. Heft:
Verletzungen der Wirbelsäule
13. Reisensburger Workshop zu Ehren von
H. Willenegger
14. bis 16. Februar 1980
Herausgeber: C. Burri, A. Rüter
Unter Mitarbeit zahlreicher Fachwissenschaftler
1980. 1 Porträt, 168 Abbildungen, 38 Tabellen.
XIII, 270 Seiten
Broschiert DM 64,–. ISBN 3-540-10202-7

150. Heft: E. Jonasch, E. Bertel
**Verletzungen bei Kindern
bis zum 14. Lebensjahr**
Medizinisch-statistische Studie über
263 166 Verletzte
1981. 5 Abbildungen, 188 Tabellen. XI, 146 Seiten.
Broschiert DM 42,–. ISBN 3-540-10476-3

151. Heft: R. Kleining
Der Fixateur externe an der Tibia
Biomechanische Untersuchungen
1981. 78 Abbildungen, 12 Tabellen. VII, 85 Seiten.
Broschiert DM 34,–. ISBN 3-540-10665-0

152. Heft: F. Klapp
**Diaphysäre und metaphysäre
Verletzungen im Wachstumsalter**
Eine Experimentelle Studie
1981. 51 zum Teil farbige Abbildungen in 106 Ein-
zeldarstellungen. VII, 77 Seiten
Broschiert DM 49,–. ISBN 3-540-10760-6

153. Heft:
**44. Jahrestagung der Deutschen
Gesellschaft für Unfallheilkunde e. V.**
19. bis 22. November 1980, Berlin
Kongreßbericht im Auftrage des Vorstandes
zusammengestellt von J. Probst, A. Pannike
1981. 184 Abbildungen. XXIV, 531 Seiten.
Broschiert DM 128,–. ISBN 3-540-10926-9

154. Heft: F. Eitel
**Indikation zur operativen
Frakturenbehandlung**
Experimentalchirurgische und klinische Aspekte
1981. 38 Abbildungen. VIII, 88 Seiten
Broschiert DM 36,–. ISBN 3-540-10995-1

155. Heft:
Verletzungen des Ellbogens
14. Reisensburger Workshop
19. bis 21. Februar 1981
Herausgeber: C. Burri, A. Rüter
Unter Mitarbeit zahlreicher Fachwissenschaftler
1982. 213 Abbildungen. XIII, 325 Seiten
Broschiert DM 98,–. ISBN 3-540-11028-3

156. Heft:
Der Schock
Hypovolämisch-traumatischer und septischer
Schock
18. Jahrestagung der Österreichischen Gesellschaft
für Unfallchirurgie gemeinsam mit der Österreichischen Gesellschaft für Anästhesiologie,
Reanimation und Intensivtherapie
30. September bis 2. Oktober 1982, Salzburg
Kongreßbericht im Auftrage der Vorstände zusammengestellt von G. Schlag
1983. 247 Abbildungen. XXIII, 590 Seiten
Broschiert DM 112,–. ISBN 3-540-12579-5

157. Heft:
**16. Tagung der Österreichischen
Gesellschaft für Unfallchirurgie**
3. bis 4. Oktober 1980, Salzburg
Kongreßbericht im Auftrage des Vorstandes
zusammengestellt von J. Poigenfürst
1982. 196 Abbildungen. XXII, 416 Seiten
Broschiert DM 128,–. ISBN 3-540-11387-8

158. Heft:
**45. Jahrestagung der Deutschen
Gesellschaft für Unfallheilkunde e. V.**
22. bis 25 November 1981, Berlin
Kongreßbericht im Auftrage des Vorstandes
zusammengestellt von A. Pannike
1982. 289 Abbildungen. XXVI, 754 Seiten
Broschiert DM 168,–. ISBN 3-540-11718-0

159. Heft: B. Helpap
Die lokale Gewebsverbrennung
Folgen der Thermochirurgie
1983. 46 Abbildungen. X, 90 Seiten
Broschiert DM 36,–. ISBN 3-540-11891-8